U0080233

那一天，憂鬱症找上了我

오늘 아내에게 우울증이라고 말했다

金正源 김정원——著
黃莞婷——譯

名家推薦

我一直很想傾聽憂鬱症患者的各種心聲、談論親身經驗和憂鬱症治療具體細節，以及諮商師給予的解決方法，本書滿足了我的三個願望。

作者雖然面臨許多「人們對精神疾病的偏見」，但他並不因此停下步伐，反而如實記錄自己的治療過程。多虧了作者輕快的筆調，讓我能輕鬆讀懂那些難懂又令人生厭的治療方法和用藥介紹。這本書就像是一本小說，可說是去精神科就診前的必讀「入門書籍」，能稍微緩解患者到醫院就診的心情。

——《雖然想死，但還是想吃辣炒年糕》作者 白洗嬉我從醫生口中聽見「是憂鬱症」的時候，我所採取的行動就是離開醫院及離職。我害怕承認自己是憂鬱症患者，所以我拒絕接受醫院的治療。這也是我至今仍舊憂鬱卻不去醫院的理由。我走出醫院的那一天，用這本書替代了醫院的治療。它不會給人什麼特別的教訓或醒悟，卻足以讓人產生明天去精神科的勇氣。

——《至今，還不算不幸》作者 金普通

作者會說憂鬱症「來了」，而不是說「得了」、「罹患」、「有了」憂鬱症，在「來了」的背後，隱含著這層意思：「不是我把憂鬱症叫來，是憂鬱症自己朝我走來，且有來就有去，憂鬱症也會有離去的一天。」

憂鬱症是一種心理疾病，很難告訴別人自己有這種病，哪怕是最親近的人也一樣。究竟有多少憂鬱症患者會自動自發地走進醫院看診呢？

就算跨過了醫院的門檻，拿到醫院處方箋，大部分的患者也會覺得自己彷彿被貼上標籤一樣，心情變得沉重。作者究竟鼓起了多大的勇氣才敢告訴妻子自己得病的消息？

他從難以啟齒的第一次，到能堂堂正正地把藥袋放在辦公室桌上；從猶豫該不該說的「其實我也……」，到給予身邊的人諮商建議。如果看這本書的你現在不敢說出患病的事實，我希望這本書能成為你的一盞指路明燈。

——《早應該那樣》作者／影視工作者／Brontheshop 代表 金素英

推薦序

憂鬱症來了

臨床心理師／洪仲清

這幾年所看的憂鬱症相關書籍，幾十本大概沒問題，有沒有破百本就不確定了。學者、實務工作者、憂鬱症當事人、陪伴憂鬱症親友的照護者……不同角色的立場我都跟讀者進行過討論，甚至跟當事人一起直播。但是翻閱《那一天，憂鬱症找上了我》這本書，讓我心裡有滿滿的感謝。

有些我介紹的憂鬱症的書，在整個書的設計還有文案內容，讓讀者不敢翻開來閱讀。尤其有些讀者正處在情緒低潮，光是看到封面就可能頻頻掉淚。如果書沒被翻開，或者只看到相關文字就想別過頭去，那麼就算書的內容再好，也幫不到什麼忙。

這是我特別感激《那一天，憂鬱症找上了我》這本書出版的理由，因為這本書的調性輕鬆多了，不但不會讓人望而生畏，還會在忍不住一篇接著一篇讀下去之後，讓人充滿希望。甚至沒有憂鬱症的朋友，翻開這本書都可以感覺陽光勵志。

「憂鬱症來了，不是因為我做錯了什麼事，而是憂鬱症自己找上門來。」

這本書採用的這種觀點，可以讓憂鬱症的當事人免去一些自責，能更深刻地去了解憂鬱症的本質。當然，及早關心心理健康，做好壓力控管，是可以進行部分的預防。然而，都已經有憂鬱症了，再持續用自責的方式對自己說話，只會讓自己更痛苦，對復原無益。

更何況，連心理相關專業人員本身都可能得到憂鬱症。再怎麼對憂鬱症有深入的了解，也不一定能完全抵擋憂鬱症這個故友來訪。

「我為何捨棄『得了』這種簡單明瞭的詞，選擇說憂鬱症『來了』呢？」

「『來了』感覺比『得了』更中立，不是我做錯事，而是憂鬱症自己找上我。打個比方，幾個朋友三更半夜忽然跑到我一個人住的家，我還能怎樣？既然『來了』不速之客，我起碼得請人家吃一碗泡麵才能送客吧。憂鬱症就像這些朋友一樣賴在我的心底不走，不過，有來就有去，客人總有一天還是得走的。等客人離開我家的那一刻到來時，我要打電話告訴朋友，說：『喔，憂鬱症不久之前走了。』」

這種讓情緒來去自由的態度，相當類似一種憂鬱症心理治療法的精神——正念。憂鬱症容易復發，也同時是其他心理疾病的危險因子。因此不畏懼跟情緒互動，以正向友善的態度面對情緒，能夠帶領著我們找到心中的寧靜安詳。

情緒本身沒有對錯，各種情緒對我們的生存具有助益，它可以看待成指引我們覺察身心需求的警報器。所以我們不用批判情緒，也不一定要評論跟著情緒而來的想法，可以只是靜靜地觀看著，而不必然要回應。學著把自己內心世界裡的任何發生，當成觀察研究的對象即可。

不拒不迎，任其來去。有時候狀況比較輕微，只是負面情緒出現了，有時候狀況比較嚴重，憂鬱症病發了，不管輕微或嚴重，既然都「來了」，我們就看看當時我們手上有什麼資源，在當時的情境下能做些什麼。

腹式呼吸也好，靜心冥想也可以，找人聊一聊能紓解情緒，直接求助心理專業可以獲得客觀實證的評估……。我們愈來愈明白，這些行動都是在對自己慈愛，直到情緒走了，相關症狀緩解了。

這本書一個比較少見的地方，是男性憂鬱症當事人的親身分享，因為憂鬱症通常以女性居多。而且這位男性當事人還是記者，文字功力沒話說，還認認真真以「業餘諮商師」自居。這讓這本書不只是經驗分享，還記錄了作者如何跟自己想法對話的策略，對憂鬱症者具有相當的參考價值。

作者身邊的社會支持，那真的是好到沒話說，這會讓多數的憂鬱症者羨慕。很多時候因為情緒困擾，還有認知功能的下降，憂鬱症者的工作、生活都會受到明顯的影響，也會導致他人的罪咎——這常常是二次傷害。

尤其作者的太太，不但積極關心作者就診與治療的過程，還在生活飲食方面，給予作者高品質的照護。我無法想像，如果作者沒有如太太的這般接納與照料，我所看到的情節走向會有怎麼樣的變化?!

憂鬱症者願意找人坦露自己的痛苦，這是很勇敢的舉動。當憂鬱症來了，他們每一天都要特別努力才能活著，這一點我深深敬佩。衷心祝福作者從此能保持適當的心理健康，也祝福看到這本書的讀者，能良善對待自己的情緒與情緒困擾。

Contents

名家推薦 003
推薦序 憂鬱症來了 洪仲清 006

Chapter 1 今天，去精神科
F代碼的襲擊 017
今天，去精神科 021
精神科的藥 024
她的眼淚 029
太太登場 033
咪咪醫生 038
憂鬱症情報員 041
您要用一般患者的身分嗎？ 046
減少性慾vs.增加性慾 051
公開坦露 056

Chapter 2 憂鬱症「來了」
保持安靜吧，拜託 063
一毫克的奇蹟 068
若那天到來 071
她的三段高音 074
兩員大將「抗鬱」和「抗不安」 077

脫身之戰 082
憂鬱症「來了」 087
無言的安慰 090

Chapter 3 敏感的雷達

敏感的雷達 095
思想、想法 100
敏感的雷達2 105
思考也是練習 108
腹式呼吸，感受現在的我 111
直播人生 115
一口就好 120
你是幾分？ 124
適者生存，要寫才能活 128

我心靈的表揚貼紙 139
吃好、睡好、消化好 143
心態會改變 147

Chapter 4 瘋子總量不變法則

瘋子總量不變法則 153
「不同」人自有「不同」之處 157
不同「人」沒有「不同」之處 160
黑名單 164
求生游泳 170
目空一切 178
最後的診療 182
作者的話 188

Chapter 1

今天，去精神科

我真的變成精神科患者了。

F代碼的襲擊

F321，一個像數學公式般的代碼蓋在紙上。這是一個意味著「中度憂鬱症」的代碼。病名代碼由F開頭，搞得好像我的人生學分得到F一樣。該死！咒罵著「F＊＊＊！」的我走出了精神科大門。

在韓國社會，由「精神科」這三個字組成的單詞並不單純，很容易讓人聯想到瘋了、不正常、自殺、憂鬱、精神病、貼標籤、人生輸家、失敗、敗北這一類的詞語。過去我聽到這個單詞也會有此聯想，所以就診之前，我煩惱了很長一段時間，一拖再拖，拖到再也不能拖了才不情不願地，用我的腳親自踏上前往醫院之路。因為我實在是太害怕了。

「滴哩哩哩，滴哩哩哩！」早上七點刺耳的鬧鐘聲響起，整晚大失眠的我根本不需要鬧鐘好不好。「啊，好不想上班，不對，是好害怕上班。直接……消失在這塊土地上怎麼樣？這樣會輕鬆一點吧？」極端的想法叩叩地敲打我的心房，我小聲嘟囔，怕被人聽到我的真實心聲。

「這樣下去真的會完蛋。」

自從我踏進職場以來，我不是沒有過辛苦的時期。人怎麼可能沒有討厭上班的時候，我偶爾甚至還想辭職轉行，或是移民海外，不過這次不一樣。這種極端的想法，是史無前例的，我覺得自己正面對一個「強敵」。

我在外出採訪的時候，看到公司來電會被嚇到；我要非常努力專注，才能寫出一篇短短三行的報導；交稿的時候總是忐忑不安，「一定會罵我，說我寫得很爛吧。」我擔心漏接上司的抱怨電話，十秒就確認一次有沒有未接來電或是工作相關訊息。

不僅如此，我的自信心也跌到了谷底，過去即使再辛苦，我也從未喪失自信，如今我卻覺得自己無比渺小。每次向上司呈交報告，明明沒做錯什麼心情卻無比沮喪，就像搭超高速電梯幾秒內墜落到地下一百樓，或者說是像落水的人不停吃水。我被前所未有的心情嚴重衝擊，既恐慌又恐懼，所以腦中時時做好面對最壞情況的打算。

我覺得再這樣下去真的會完蛋，於是開始上網搜尋精神科相關資訊，電腦螢幕大概跳出了二十多家醫院的名字吧。「不會吧，這附近有這麼多精神科？」資訊是找到了，可是一想到就醫，我就覺得茫然。我憑感覺隨便挑了一家醫院，調整好呼吸節奏後撥出醫院電話。等待電話接通的時候，我的心臟撲通亂跳，就像剛進公司的新人打電話給上司一樣，超緊張。

「〇〇精神健康醫學科。」護士的聲音比我預期得開朗。我向護士詢問了掛號步驟，得到當天預約已滿的答覆，幸好她能幫我預約四天後的夜診。在這四天內，「去」和「不去」兩種念頭在我腦海中交戰不休。我試圖自欺欺人，告訴自己症狀好了很多，不去醫院好像也沒關係，但不安感總是毫不留情地衝擊我的心。

今天，去精神科

就診的日子到來，我的鞋底就像被膠帶黏住一樣，無法輕易邁出腳步。要被送往屠宰場的畜牲也是這種心情嗎？我感到無比淒涼，但我明明還沒確診，也許我根本沒事。

「我瘋了嗎？」

「一定要去醫院嗎？」

「乾脆回家吧？」

十分鐘的步行路程，十分鐘的心亂如麻。我到了醫院，發現這裡和我想像中的不一樣。我原本以為醫院裡會坐滿一大堆眼神渙散的患者，現在看來，只有「看起來很正常」的患者。患者年齡層滿廣的，且有男有女。

護士遞給第一次掛號的我六、七張檢測量表，上頭有四個選項的選擇題，也有申論題。我用比考大學入學考試更認真的態度，將量表填得密密麻麻。

「金正源先生，請進！」終於輪我進診間，主治醫生是一個看起來和我差不多年紀的男人。

「今天為什麼會來這裡？」問題短歸短，但是很難回答。「我為什麼會來？我想知道自己有沒有瘋。」我超想這樣回答，終究開不了口。毫無顧忌地向素昧平生的人吐露心聲，不是我的一貫風格，如果可以，我甚至想掉頭走人，不過我又能如何？人都到這裡了。

我花了十五分鐘大概描述了自己的近況，一邊講一邊突然莫名「哽咽」起來。我非常感謝用真摯眼神誠心誠意傾聽我說話的醫生。雖說「因為是工作，不得不在患者身上放心思」，不過我的感謝與醫生的誠意無關，單是專心聽我說話這件事，就夠讓我感動了。

通過檢查和分析諮商結果，醫生確定我罹患中度憂鬱症——介於輕度憂鬱症和重度憂鬱症之間。

精神科的藥

「我開抗憂鬱劑和抗不安劑給你，先服用一陣子看看。」

就診的第一天，我本來抱著僥倖的心態，打算接受心理諮商就好，不吃藥。不過醫生以溫柔卻不失堅定的態度開藥給我，沒人愛吃藥，再說，更沒人會愛吃「精神科的藥」吧。

「接受藥物治療之後，等狀態好起來，我們就正式開始心理諮商，你現在這種狀態，就算做了諮商也沒有多大效果。」

醫生把人的身體、心理和想法三者之間的關係畫在白紙上，認真說明了好一陣子。

「我……要吃多久的藥？」

「抗憂鬱劑起碼要吃六個月以上，抗不安劑視情況而定，會慢慢地減輕藥量。」

醫生對數百名、數千名患者都說過一樣的話，就像是一個教書教了幾十年，把書本背得滾瓜爛熟的老師一樣，一口氣解釋了為什麼不能一次大幅減藥的原因。這是由於如果藥吃到一半，病情有了好轉就馬上大幅減藥，有可能會復發，他也不忘告訴我藥物的副作用。

「抗憂鬱劑和抗不安劑不一樣，不會立刻見效，至少要吃兩三個禮拜才行。下次我會稍微增加藥量。」

血清素、受體、額葉、賀爾蒙、交感神經等各種陌生字眼在診間漫天飛舞，我彷彿隔天要參加大學入學考試，正在聽考前猜題補教名師講座的學生般專注。聽是聽了，卻一知半解，我只確定了一件事：那就是未來一年，我都得乖乖吃藥。

結束看診的我走出診間等候，沒過多久，護士就叫了我的名字，給了我處方箋。在我詢問領藥藥局位置的同時，護士不正面回答卻說了句：「請拍照。」「拍照？」護士看出我的疑惑，好心解釋是要我拍下處方箋。我掏出手機拍下處方箋後，護士就把它拿走了。幾分鐘後她走回來，手上拿著一包鼓鼓的藥袋，然後把藥袋給我，順口叮嚀著：「早、中、晚三次服用，一天吃三次，不是一定的，但飯後吃會比較好。」

我好奇地問：「為什麼我不用去藥局拿藥？藥是醫院直接開給我的嗎？」答案就在我的處方箋上，那個被蓋上去的F開頭精神科代碼。原來醫院考慮到精神科患者去藥局可能會覺得不自在，所以由醫院直接開立精神科的藥。明明是考慮到患者的立場，我卻覺得不舒服，暗想：「原來是擔心我直接去藥局，會被別人知道我是精神科患者啊。」我翻出剛剛拍的處方箋照片，上頭的藥名從三個字到十個字不一，有顆粒也有膠囊。看到處方箋和藥袋，我總算有了真實感。

「我真的變成精神科患者了。」

拿完藥走出醫院的我雙腳瞬間發軟。我靠在走廊牆上，稍微喘了口氣，實在沒力氣搭公車回家，於是叫了計程車。在車上，我兩手緊抓藥袋，打給了妻子。

「老婆，醫生說我是憂鬱症。」

從此我和憂鬱症展開了非自願同居生活。

她的眼淚

她沉默著。一聽到我確診憂鬱症的消息，我本以為她多少會有一些反應，誰知道她一言不發地回房間了……真叫我傷心。被獨自留在客廳的我如同行屍走肉般拿起遙控器，打開電視，從一號頻道轉到六百號頻道，有藝人造訪美食餐廳的節目，也有海外旅遊節目，還有和寵物度過快樂時光的節目。總之，和平的電視世界宛如在嘲笑我的不幸。

不知不覺過了午夜，我關電視回房，看見妻子睡在女兒旁邊，不，是看起來睡著了。我一躺下，她立刻起身走出房間。客廳很快地傳來了電視的嘈雜聲，不久之後，電視聲中夾雜了啜泣聲。我知道，是她在哭泣，「我該不該去客廳？」煩惱的我最後選擇繼續躺在床上，因為我不知道出去能說什麼，萬一說錯話，事情會變得更糟糕吧。後來我聽妻子說，她那時氣的是我竟然想作出極端選擇，並不是因為我得了憂鬱症。

妻子帶著紅腫的雙眼和我一起吃早餐。自始至終沉默的她，就連我要去上班了，也沒開口叮嚀我出門小心安全。那一天，我心不在焉，滿腦子都在盤算告訴公司我得憂鬱症的時機點，最後我索性請了半天假，提早下班。

趁女兒去學校，我和妻子臨時在家裡召開了「憂鬱症緊急對策會議」。因為讓女兒知道我得憂鬱症沒什麼好處，商量過後，我們決定隱瞞女兒這件事。在會議過程中，妻子的眼裡噙滿淚水，她的問題如暴雨襲捲而至，像是我要看多久的病？吃藥會不會吃上癮？公司那邊打算怎麼處理？問題攻勢好不容易告一段落後，她提出了新意見：

「要不要去別家醫院看看？也許是誤診。就算是憂鬱症，應該會有醫生選擇諮商治療，不採用藥物治療的吧？」

我說服強烈排斥用藥的妻子，既然已經看了醫生，就要相信醫生。

「再去幾次醫院，如果有問題或是不同意醫生的作法，到時候我們再來考慮，好嗎？」

雖說天生性格使然，我不愛改變已經作好的決定，不過我反對妻子的建議另有原因——換了醫生，我又要重講一次我的情況，而且是在素昧平生的醫生面前。這讓我很反感。第一次告訴醫生我的情況時，內心湧起一股悲慘的感覺，該說感覺像是明明沒犯罪卻像被抓到把柄，帶到刑警面前嗎？總之，對於再經歷一次相同的事，我敬謝不敏。

妻子露出不滿的神情，勉強妥協，暫時維持現階段的治療方式，「先這樣做吧，不過如果你覺得哪裡不對勁，一定要去別家醫院。狀況變差或是吃藥不舒服，一定要馬上告訴我，知道嗎？」

太太登場

憂鬱症緊急會議兩週後，妻子猝不及防地宣布：

「無論如何，我要去見那位醫生才行。」

「為什麼？」

「太太去見丈夫的主治醫生，是天經地義的事，和醫生打聲招呼我才能放心。」

「喔……那我先跟醫生說一聲。」

我感到很難為情，有必要帶她去醫院嗎？其實妻子違背了我們的協議，她向親朋好友打聽到一位大家推薦的「名醫」，瞞著我去預約掛號。我以「上次已經說好，先觀察看診情況再說」試圖反說服妻子，妻子卻再出奇招，說要親自見我的主治醫生。

「您太太說要過來嗎？家人會帶給治療很大的幫助，下次看診的時候請她一起過來吧。」聽完我的說明，主治醫生爽快地答應。

去見主治醫生的一個禮拜前，妻子就像在準備面試的高三應屆考生，忙著把想問的問題整理在筆記本上，陣仗之大，活像要採訪哪位偉大的名人似的。手冊上的內容五花八門，甚至有好幾個（主要和夫妻房事相關的）問題，真的是荒謬到不行！我請她刪去那些問題，妻子沒回答我，只露出令人費解的表情。回診當日，我和太太手牽手到了醫院，突然之間覺得自己很幸運。跟著先生去醫院絕對不是會讓太太愉快的事情，更不用說，去的還是「身心精神科」。不知道和我一起去醫院的妻子，腦海中在想些什麼呢？

妻子一進到醫院，神情變得安心許多，「比我想得更清爽俐落。」坐在門診候診區，妻子四處打量，細心觀察醫院的每個角落，眼神之銳利，宛如一名搜索犯罪現場的刑警，不能輕易放過任何小線索。護士喊了我的名字，我以在學校闖了禍，不得不請爸媽到校的孩子的心情，把太太迎進診間。不知道妻子是不是因為太過緊張，以至於不敢直視醫生的雙眼。她的眼神固定在問題手冊上，用略上揚的語氣進入提問環節。

「為什麼一直增加抗憂鬱劑劑量？」

「要吃多久的藥？」

「我先生現在比以前更常發呆，這樣子沒關係嗎？」

「能完全康復嗎？預計的治療時間是多久？」

「為什麼他會得憂鬱症？」

連珠炮的問題讓人不禁聯想到大企業面試的緊張場合。除了事前和我約定好的問題之外，妻子還是沒放過十九禁[1]問題。醫生並沒有因為「夫人」的提問而驚慌失措，從頭到尾保持微笑，仔細說明我的症狀及家人們的協助對策。這次的看診時間比前幾次長很多，要不是護士告知下一位病人已經到了，好像會持續一整天。

在結束看診的回家路上，妻子意味深長地說：「那位醫生……還不錯，我會取消別家醫院的預約。可是啊，醫生的聲音超級平，聽久了好睏啊，一直用『Do Re Mi』的『Mi』音在說話，精神科醫生都是這樣的嗎？」

從那天起，主治醫生多了一個「咪咪（Mi Mi）醫生」的綽號。

1 編註：十九歲是韓國的成年標準。

咪咪醫生

「您太太怎麼說？」

咪咪醫生微笑問道。上次咪咪醫生不慌不忙地應對突然登場的妻子，用特有的低沉嗓音看診。咪咪醫生擁有不會過於低沉也不會讓人感到輕浮的音色。如果國家有規定精神科醫生的聲音高低，我想咪咪醫生的聲音非常合格。

精神科醫生的聲音和醫學劇裡常見的醫生有很大的差異。如果是需要進手術室嚴陣以待、要求助手送上手術刀的醫生，比起聲音，這種醫生的「開刀技術」和「膽量」才是左右手術結果的主要原因。假如碰上緊急情形，比如說患者突然噴血、或是血壓驟降、又或者是心臟脈搏變慢，醫生要保持冷靜繼續手術才有望拯救患者的生命。而精神科醫生的手術刀就是他們的聲音。除了藥物治療之外，在和患者諮商的過程中，精神科醫生會通過聲音傳遞同理心，使諮商順利進行。精神科醫生是用話語撫慰因他人帶刺的話而受傷的患者靈魂。

當然，我並不是說富有魅力的聲音是成為優秀精神科醫生的必要條件。我也不會憑聲音決定主治醫生的人選。第一次決定去精神科，上網尋找醫院時，找到的醫院多如過江之鯽，我超級茫然，究竟該去哪一家好？所以我制定了一套自己的標準。

首先，第一個標準是性別。我希望我的醫生是位男性。我絕無性別歧視之意，這就跟女性偏好女婦產科醫生一樣。其次，我把年輕的醫生排除在候選名單之外，我畢竟是四十多歲的人，希望醫生能和我年紀相仿或是比我年長。無論如何，年紀差不多的醫生應該更能理解我的處境。

最後，過濾掉常上電視或是一聽名字就知道是誰的名人醫生。因為我每次在電視上看到那些醫生和律師，都很懷疑他們到底什麼時候有空看他們的患者或委託人。我相信有些人時間管理做得好，忙歸忙，還是有一心多用的餘力，不過，既然是挑選治療心理疾病的精神科醫生，我希望醫生能全心全意地關注我。點進醫院官網或部落格，看了一些醫生的簡歷之後，我的心中大致有底。

另外，便利性也是我考慮的因素之一。我主要尋找離家或離公司近的醫院，我怕距離醫院太遠，一想到要花大把時間奔波，就會打退堂鼓了。

憂鬱症情報員

我刻意穿越人多的廣場，調整腳速，時快時慢。我不斷打量四周有沒有「跟蹤者」。在抵達目的地三分鐘前，我倏地改變行進路線，在多棟大樓之間穿梭，並在某個瞬間如火箭般衝進醫院所在的大樓。今天我再次成功地與醫生接上線。

每次去醫院都是一場作戰，我好比《〇〇七》系列電影的情報員詹姆士・龐德（James Bond），是一個潛伏在普通的公司中的情報員。此次的作戰目的只有一個——掩人耳目，安全潛入精神科。

「看病的路上遇到認識的人怎麼辦？」

不安感時時刻刻湧現心頭。我知道看精神科不丟臉，卻也沒驕傲到足以公諸於世。俗話說：「心中想著什麼，眼裡看到的就是什麼。」自從我開始到精神科看診，走在路上，最先看見的永遠是形形色色的「精神健康醫學科」招牌。精神科大多開在商業大樓裡。

雖然我沒有問過精神科選址的考量，不過我猜想這是對患者的一種照顧。精神科診所隱身在其他商家之間，患者才能隱瞞前往精神科的事實。我看病的醫院也是如此。在醫院所在的同一棟大樓裡有餐廳和補習班。某一天，我在一樓等電梯，突然靈光一閃，「如果遇到認識的人，我可以打馬虎眼，說是來吃飯或是來補習不就好了。」我對於這種與眾不同的體貼心懷感激，但很多時候不免感到苦澀。

網路上有很多精神科相關資訊，可是卻找不到半篇患者看診的感想，以幫助我了解哪一家是好醫院和哪一位是好醫生。根據韓國國民健康保險公團[2]二〇一七年的資訊，有六十八萬多名憂鬱症患者透過健保就醫，意思就是去精神科的憂鬱症患者比首爾市江南區約五十五萬人口還要多，也高於韓國人最常罹患的「五大癌症」[3]的六十四萬多名患者人數。可是網路上的資訊少到彷彿精神科門可羅雀，能找到的只有醫院官網寫的看診時間與醫生履歷，枯燥無味。我又不能像買金融商品一樣，徵詢公司同事哪裡有不錯的精神科，實在太鬱悶了。

2 譯註：National Health Insurance Service，相當於臺灣的中央健康保險署。
3 譯註：肝癌、胃癌、乳癌、大腸癌、子宮頸癌為韓國人最常罹患的癌症。

和其他醫院相比，精神科不只少了患者看診心得，還少了很多東西，其中之一就是注射室。雖然我不清楚一般患者住院的病房大樓長什麼模樣，不過就一般精神科而言，好像很少會碰到需要替患者緊急注射的情況。再說，憂鬱症又沒有疫苗，所以精神科也不會像其他醫院，每年一到流感季節就會湧入大批打流感疫苗的人潮，沒有準備注射室是可以理解的（如果有人發明了那種疫苗，真的應該頒他一座諾貝爾獎吧？）。

精神科內部比其他醫院更簡潔。一間診間、放了幾張沙發的候診間，還有掛號櫃臺，僅此而已。因為患者不用拍X光，所以不會有X光室；因為沒有摔傷的患者，所以也不會有手術室和物理治療室。患者進入診間，就連常見的聽診器都看不到，還不需要去藥局取藥（我去的醫院是護士直接給我藥）。

回診的日子又近了，為了成功接上線，代碼名F321情報員已經制定好作戰計畫。啊，我什麼時候才能結束這種疲倦的情報員生活？

您要用一般患者的身分嗎？

「您要用一般患者的身分嗎？」

這是我第一次去精神科被問的問題之一。「一般患者？一般是指什麼？意思是我不是特殊患者，是一般患者嗎？」去中式餐廳點炸醬麵會被問要一般分量還是雙倍分量，但是在這裡被問的「一般」究竟是什麼意思？

簡言之，就是問患者要不要使用健保。精神科提到的「一般」，反義詞就是「保險」。如果使用一般患者的身分看診，那健保就不會補助醫療費，必須全額自付；相反地，使用健保患者的身分看診，健保就會負擔支出部分看診費。雖說健康保險公團靠我每個月繳的健保費在營運，花健保的錢等於花我存摺裡的錢。

除了精神科之外，我在「一般醫院」沒有被問過要不要用「一般患者」身分，因為大多數去一般醫院的患者都會希望使用健保，所以院方不會特別問這件事。大家透過公司行號投保或是地方機關投保，每個月都繳交了不少的健保費，生病的時候豈有不接受健保補助的道理？然而，精神科診所一定會問是否使用一般患者身分的問題，恰好佐證了許多人不願意動用健保。

我第一次去精神科的時候，也希望使用一般患者的身分。我上網查到如果使用健保，那麼健康保險公團會拿到我的就診紀錄。雖然看病不是犯罪，但很多人並不想留下這種紀錄，所以會要求用一般身分掛號。

護士繼續說：「用一般患者身分掛號會有點貴……」

「一般患者和健保患者的看診費差很多嗎？」

「視患者的情況而定。平均來說，一般患者的一次看診費大約是五萬韓元，健保患者只需要一半的看診費。」

「那……我用健保看診吧。」

雖然我也很介意留下紀錄，但終究得考慮到我的荷包，之後起碼要回診半年，要是每次來都要花五到六萬韓元，經濟負擔壓力之大，可想而知。

其實是我告訴公司我正在接受憂鬱症治療之後，有幾位和我交情好的同事問了我許多問題。他們最常問的就是精神科治療費用和病歷，大家對病歷會不會外流的事格外敏感。

實際上，關於病歷，尤其是精神科病歷未經患者本人同意，他人是不可以觀看的。即便如此，一般大眾普遍認知用健保看精神科會造成自身的虧損，又或是看過網路流傳的其他人蒙受損失的心得，像是因為精神科病歷導致求職屢屢碰壁，或是被民間保險公司拒絕投保等等。我也經常聽說這些事，所以大家明明都知道病歷外流是違法的，還是會有公司問求職者有沒有精神科病史，或是民間保險公司之間共享保戶的精神科病歷（希望只是傳言）。正因如此，縱使人們知道自己心理生了病，也絕對不會想到精神科看病，哪怕去了醫院也寧可使用一般患者身分，支付昂貴的看診費用。

我經常告訴那些忌諱去精神科的人，先去醫院看看再說，真的討厭留下病歷，就告訴醫院要用一般患者身分看診。無論如何，如果覺得自己心理生病了，務必先去確認自己的心理狀態，哪怕看一次診也好。等到被醫生確診是憂鬱症或其他需要長期治療的病，再煩惱要不要使用健保補助都來得及。相較於煩惱會不會留下病歷，更重要的是照顧好自己的身心健康，好好活下來才是最重要的，不是嗎？如果被心理疾病糾纏終生，就算求職成功，即使向民間保險公司順利投保，人生到底還有何意義？

減少性慾 vs. 增加性慾

會出現性慾減少、性慾增加、失眠、神經過敏症等各種副作用，偶會引起呼吸困難或昏迷。

此藥可能會增加患者自殺傾向，請務必謹慎觀察。

這是我上網搜尋找到關於精神科用藥的副作用。在接受藥物治療的第一天，醫生已經先告訴我藥效和一些副作用，不過我一出醫院還是馬上上網搜尋。當我把處方箋上的藥名輸入搜索引擎，按下搜索鍵，立刻跳出一大堆讓我頭暈目眩的資訊。

「減少性慾和增加性慾……同一種藥物，但是會引起兩種完全相反的反應？」看完副作用說明，不但沒解開我的疑惑，反而帶給我更多問題。藥學情報院[4]和醫院官網等可信度高的地方提供的資訊也就罷了，部落格和網路論壇上的那些消息幾乎是「空穴來風」。

各種真假難辨的消息漫天飛舞，像是「我自己吃過之後，出現這些副作用」，或是「朋友吃了憂鬱症的藥，副作用讓他非常辛苦」等等。雖然說我也在這本書的部分內容裡提到我服藥之後遇到的副作用，不過那純粹是我的個人親身經驗，僅供各位參考。我並不是說所有的網路資訊都是假的，但藥物治療效用和副作用會因個人體質而產生很大的差異，過於依賴網路資訊是相當危險的。

那麼，該怎麼做才好？我認為對醫生「攤開來」問清楚是最好的方法。服藥之後性慾會增加還是減少（我真的很好奇這個，但始終問不出口）？是不是真的會出現自殺傾向？有疑惑就必須要解開疑惑才行。如果不解開的話，每次吃藥就會想起網路上說的副作用，也許會因為害怕藥物副作用而不敢吃藥。

這樣說或許聽起來很像孔老夫子的訓話，但我認為最好的方案就是相信主治醫生，遵守主治醫生的醫囑。獨自上網搜尋，不過是自尋煩惱。當然，吃藥後感覺不舒服一定要告知醫生，也要向醫生坦誠自己對藥物治療的看法。在醫生和患者有良好溝通的基礎上進行藥物治療會更有效果。另外，不是有固定看診的醫院和醫生就可以了。如果有醫生對患者的問題表示煩躁或是敷衍說明（雖然我相信沒有），就去打聽其他家更

4 譯註：Korea Pharmaceutical Information Center，管理所有韓國國內生產的醫藥品與進口藥物相關情報，建立資料庫，提供給有相關需求的機關組織。

好的醫院。

我們也必須打破對藥物副作用的偏見。進行藥物治療的初期，我變得嗜睡，也比往常更容易放空發呆。醫生已經善盡了告知副作用的義務，但面對這種變化，擔心是人之常情。我向醫生坦承了我的煩惱：

「如果藥物副作用變嚴重，我該怎麼辦？這樣下去，我會不會變成『傻瓜』？」

「會出現副作用代表藥物生效了，如果藥物沒效，那就不會有任何副作用。要是副作用太嚴重，我們可以換藥或者使用其他治療方式。」

我一直以來都把副作用想成壞事，但醫生的幾句話讓我猶如醍醐灌頂。「如果因為害怕副作用而不吃藥，那就不會有任何改變。」

我今天還是有點睏，帶著對藥物副作用的感激，無憂無慮地進入夢鄉。

公開坦露

「過漢江大橋的時候，我忽然有這種想法：如果縱身一跳，我的痛苦和擔憂都會煙消雲散。我一腳踏上欄杆，低頭看著下方的江水，那時候，親戚家的哥哥突然來了電話，要不是那通電話，搞不好我早就離開這個世界了。」

好幾年沒見的學弟眼泛淚光說著。這位學弟是出了名的開朗、有活力，沒想到他內心竟然如此抑鬱，我聽了不禁鼻酸起來。我告訴他我的狀況之後，他也吞吞吐吐地說出自己的情形。他把正在炭火上烤的排骨翻面，向我繼續提問：

「學長，心理諮商所和精神科到底有什麼不一樣？」

「有的心理諮商所諮商一次要花十到二十萬韓元，精神科也這麼貴嗎？」

「學長是怎麼下定決心去精神科的？」

「吃藥真的有效嗎？會不會藥物成癮？」

「我要不要也去精神科掛號？」

學弟對精神科充滿好奇，就像打開話匣子的小孩一樣，不斷提出各種問題。

「夠了喔，我又不是精神科醫生，我只是一個病人。藥的事情就去問藥師，治療的事情就去問醫師，這種道理你不懂嗎？」我雖然唸了他幾句，但我不知不覺間也講了一些我親身經歷的「故事」。自從我接受精神科治療後，我向幾名親朋好友「公開坦露」（Coming out）[5]過。看病終究不是好事，我雖保持低調，卻也想對要好的朋友說明我的情況，想得到他們的加油和支持。我這樣做之後才曉得，原來和我擁有類似的痛苦的人，不在少數。我說出我的情況，反過來，他們也會告訴我他們的真心話。在這些人中，像我一樣去醫院看診的不到十分之一，大多選擇獨自隱忍痛苦和悲傷。聽完我的故事之後，他們會把我當成醫生，問我問題，好幾個公司後輩向我請教有哪些方法或是書本可以幫助他們克服憂鬱症。「公開坦露」之後，我非本意地成為了「業餘諮商師」，當然，我提供的是免費服務（偶爾會被請客）。

在我幫他們個別諮商後發生了一些驚人的事。他們告訴我心情舒服了很多，因為我以「精神科前輩」的身分去傾聽他們的故事。

「說真的，這些事情很難對別人說，可是前輩現在正被同樣的問題困擾，所以就變得很容易跟你聊。該怎麼形容好呢？感覺就像遇到同溫層，而且你一定會嚴守秘密。」

我的諮商廣受來訪者好評，還曾經有朋友的朋友為了委託諮商而聯絡我。我一方面很感激他們相信我，願意向我傾吐心聲，另一方面又因

5 編註：「公開坦露」原文為「出櫃」，代表此事在韓國保守社會下，仍猶如「出櫃」般禁忌。

為韓國憂鬱症患者亟需憂鬱症諮商的現實而鬱悶。有太多受過優秀教育的精神科醫生被患者拋在一邊。

作為業餘諮商師出道之後，我多了一個新習慣——我開始接近我周遭有相似煩惱的人。我會沒來由地請對方喝一杯咖啡，問候對方的近況，偶爾會遞上有助解決煩惱的書給對方。我想拋出魚餌後，總有一天魚會上鉤的吧？果然如我所料，幾天後我收到了一封訊息。

「哥，現在方便講電話嗎？我有事想請教……」

又到了業餘諮商時間，精神病患者的痛苦，精神病患者最懂。

Chapter 2

憂鬱症「來了」

喔，憂鬱症不久之前走了。

保持安靜吧，拜託

「你看起來還不錯，氣色很好。」

久違的職場同事吐出第一句話。我毫不留情地揮出左拳命中他的右臉，趁他不備，再次用「右上鉤拳」擊中他的下巴，對方大字型倒地，完美的K. O.，勝利！「這算哪門子的安慰！」我很酷地丟出這句話，然後離開了拳擊賽場。每次我聽到不像話的安慰時，都會幻想這種（不曾實現的）畫面。

「我也很憂鬱。」

「沒關係啦，最近沒有人不憂鬱的。」

「因為意志太薄弱才這樣吧，意志要堅強一點才行。」

「你不會遇到蒙古大夫了吧？你的氣色看起來很好，居然說你有憂鬱症，誤診了吧？」

人們會以為這些話是鼓勵，其實這種話會激發我的揮拳本能，屢試不爽。可惜的是，現實中我只能回以尷尬的微笑，結束對話。這些貌似鼓勵的話像是幾十把刀刺在我心上。

我很疑惑為什麼大家只會說這種話，於是試圖作出假設。首先，人們聽說當事人得憂鬱症，不知道該對當事人說什麼，所以胡說八道。其次是自己很常折磨當事人，怕自己變成當事人得憂鬱症的因素之一，所以事先進行防禦；換句話說，作賊心虛。

韓國人對讚美和被讚美很生疏，更不熟悉安慰和被安慰。自己明明應該對病人說點什麼，可是想不出要說什麼好，於是開始「胡說八道大饗宴」，而無心丟出的小石頭有可能會砸死池中的青蛙。

更可惡的是打預防針。某一天，有個同事約我去咖啡廳喝咖啡，我們互相禮貌地問候之後，他立刻暴露了他的心聲：

「那個……你是不是覺得是我害你得憂鬱症的？」

我早就猜到他會聊起憂鬱症話題，不過我真的完全沒想到他會問這種問題。他眼睛不停眨啊眨地向我發送「拜託告訴我不是」的SOS訊號。

「當然，小子，你是造成我憂鬱症原因的前三名。」

我把到嘴邊的答案硬生生地吞回肚子裡，改用噗哧一笑當作回答。那位同事好像把我的笑容視為無罪判決，原本僵硬的表情瞬間緩和了下來。

「不是，對吧？和我沒關係吧？害我白擔心一場。保重身體，下次見。」

而我是白笑了一場。同事趁我還在後悔之際，拋下最後這句話逕自離去。看著他遠離的背影，各種負面的情緒盤根錯節地糾纏在我心底。

乾脆什麼都不要做。
什麼都不要說。
千萬拜託，保持安靜吧，拜託。

一毫克的奇蹟

我把水裝滿了玻璃杯，撕開睡前要吃的藥。又到了吃「精神科藥物」的時間，白色、橘色、粉紅色，色彩繽紛的藥丸；長的、圓的、切半的，形形色色的模樣。「顏色好華麗呀」、「請快點讓我好起來吧」，我搭配無聲的祈禱，喝口水吞下藥丸後躺上了床，等待睡意襲來。再睜開眼時，時間已經是早上八點。「哇，半夜都沒醒過！」昨夜十點上床，約莫睡了十小時的我變得神清氣爽，頭腦清醒，不再昏昏沉沉。太神奇了！百年難得一遇的好覺！不過是睡了一夜好覺，身體頓時變得輕盈。

幾天後，我回醫院複診。咪咪醫生用沒有高低起伏的語氣問我：

「感覺如何？」
「好幾個月以來第一次睡好覺。」
「有打瞌睡或口乾舌燥的症狀嗎？」
「吃完藥會有一點睏，不過好像沒有其他異常症狀，看來藥發揮效用了。」
「多虧你很早就來就醫了，所以藥效才會這麼好。有些患者藥量是你的兩三倍，卻一點用都沒有。」

醫生強調，如果患者認為要吃藥才能睡得好，這會使患者變得依賴藥物。在治療中，藥物治療和患者本人的意志兩者都很重要。換言之，堅強的痊癒意志和藥物治療形成聯合戰線時，患者才能在與憂鬱症的戰鬥中獲勝。此話很有道理。

不過我還是因為藥物明顯地改善了我的睡眠品質，很寶貝我的藥。藥包必放在我半徑十公分的活動範圍內，就算外出時沒和女兒打招呼，也一定會檢查我的藥有沒有放到包包裡。還有，我怕藥包被水弄濕，還特地買了隨身透明塑膠藥盒，預先按服藥量分裝到藥盒裡。

一顆藥不過小拇指甲片般大小，重量約是一毫克。不過對於和憂鬱症搏鬥的我來說，是比最新型戰鬥機更大、更有重量、更重要的存在。今天出門前我也燃起熊熊鬥志，裝備好武器。

若那天到來

一名約三十歲出頭的男人走出診間。他是我在診間偶爾會碰到的熟面孔，我注意到他的臉頰微微泛紅，嘴角泛起微笑，雖不清楚他開心的原因，可是那開心的模樣足以讓人誤會他中了樂透頭獎。一個面無表情，老是像機器人般的護士問他：

「〇〇〇先生，您下次想預約什麼時間？」

「啊……不用了，今天是最後一天，我的療程結束了。」

「哇，真的嗎？太恭喜您了！」機器人護士喜出望外，連連鼓掌。

我來這家醫院已經兩個多月，還是第一次看到護士這種表情。不用拿藥，也不用安排下次回診的男人，只對護士留下一句：「這段時間很謝謝您。」接著在護士的掌聲中，頭也不回地走出醫院。

我盯著醫院大門好一陣子，「療程結束了～了～了～」他的最後一句話像是ＫＴＶ麥克風回音，在我腦海中揮之不去。其他的候診室患者盯著大門發呆，喃喃自語道：「好羨慕。」

「喂，新兵，你還剩多久退伍？」

「大概剩七百天。」

「你以為總有退伍的一天是嗎？絕對不會有那麼一天。換作是我，我會馬上逃兵。」

我忽然想起了二十幾年前的一段對話。當時，即將退伍的班長，開心得像是擁有全世界。他告訴當時是二等兵的我，說：「你以為總有退伍的一天嗎？」當年班長的身影和那名男子的模樣不知不覺間交疊在一起，班長的話也像回音一樣迴響著。如果今天就能結束治療，如果我的憂鬱症今天就能痊癒，如果我不用再回診，我願意再次入伍（我說真的！）。

若那天到來，若那天到來，我才不要說「這段時間很謝謝你」。我應該說什麼帥氣的臺詞才好？就這樣，我暫時陷入了美好的幻想。

「金正源先生！」機器人護士突如其來的呼喚使我回過神來。

「您下次想預約什麼時間？」

唉，那天真的會到來嗎？

她的三段高音

我小心翼翼地關上房門，坐在椅子上拿出藏在包包一角的透明藥盒。藥盒裡放了四顆我早上該吃的藥。我用飛快的速度吞下藥丸，生怕被人看到我在吃藥，說時遲那時快，那一刻房門打開了。

「幹嘛關門？要吃藥就出來外面吃！」

太太的聲音迴盪在整間屋子裡，足以媲美歌手ＩＵ[6]的三段高音。

新婚初期只有在吵架的時候，偶爾會聽到她這種聲音。吃驚的我一不小心打翻了水，用抹布擦完濕掉的地板後遲疑地走向客廳。

「爸爸，你在吃什麼藥？」

「喔……是皮膚科的藥。爸爸的香港腳有點嚴重，醫生說擦藥膏和服藥雙管齊下會更有效。」

女兒對我的病一無所知。我用皮膚科用藥當藉口轉移了她的注意力。在太太的監視下，我重新裝開水吃藥。治療初期的兩個月，我待在家裡休息，不能出門賺錢，身為一家之主的我飽受自責的情緒折磨，心情宛如犯下滔天大罪的罪人。一切都是我的錯，我很抱歉得了這種病，更抱

6 編註：韓國創作女歌手。

歉不知道何時才會好起來。因為抱歉，所以我開始躲在沒人看得到的角落吃藥。

「生病不是罪，不要躲起來吃藥，以後堂堂正正地吃，知道嗎？」

太太一百八十度大轉變的溫柔話語，反倒讓我的內心七上八下。自從三段高音事件之後，我在公司多了一點自信，之前我會跑到公司飲水機角落裝開水吃藥。自從那天之後，「飲水機巡禮」告一段落。原本在抽屜深處和牙刷同居的藥袋，被我召喚到了地面世界，我大方地撕開藥包，裝開水，吞藥。這種事算什麼！

兩員大將「抗鬱」和「抗不安」

抗鬱和抗不安，是陪伴我走過憂鬱症漫長治療旅程的兩位朋友。我說的是抗鬱，不是三國志裡面領軍滅秦的項羽[7]。「抗鬱」和「抗不安」分別是抗憂鬱劑及抗不安劑的簡稱（是我自己發明的簡稱，總覺得喊抗鬱和抗不安，感覺就像身旁多了輔佐我的兩員大將）。

如字面意思，抗憂鬱劑和抗不安劑是對抗憂鬱和不安的藥。關於藥效、副作用這一類的專業情報，超出我的能力範圍之外，請大家詢問醫

7 譯註：韓文中，抗鬱和項羽同字不同義。

生或藥師等專業人士，我只是想站在患者的立場，和大家分享我個人服用憂鬱症治療劑的經驗。

在接受憂鬱症治療之前，我並不知道這種藥物的存在，只是大概知道有所謂的憂鬱症用藥。憂鬱症用藥大致分為抗憂鬱劑和抗不安劑。在網路上搜尋這兩個關鍵字，會找到英漢[8]夾雜的冗長說明，看的人往往是一頭霧水。專業說明交給醫生，我只想分享我理解的部分。

抗憂鬱劑是調節賀爾蒙的基本藥劑，主要是一些連發音都很困難的賀爾蒙，像是血清素（Serotonin）、去甲腎上腺素（Norepinephrine）及多巴胺（Dopamine）等等。其中，血清素經常被稱為幸福賀爾蒙，它和其他的賀爾蒙都可以幫助我們心情愉悅。在現代醫學中，現代人的大腦因為諸多因素而缺乏這一類的賀爾蒙，以至於憂鬱症罹病率升高。說到底要治好憂鬱症，就得讓賀爾蒙回到正常穩定的狀態。

抗憂鬱劑會延長這一類賀爾蒙停留在人類大腦的時間，而它無法立即見效，起碼要等兩個禮拜以上才會略見成效。如果想讓抗憂鬱劑發揮最大效用，得服用一定用量以上才行。不過如果是剛開始用藥的患者，醫生考慮患者狀態，往往只會開最低用藥劑量。舉例來說，假設要吃三顆藥才能發揮最大藥效，醫生在第一個禮拜通常只會開一顆藥，隔一個禮拜多加一顆藥。

問題是，人們會把藥量和病情嚴重度畫上等號，所以站在患者立場來看，提高劑量並不是一件令人開心的事，縱使醫生解釋追加劑量的理

8 譯註：此處的英漢的「漢」指的是朝鮮漢字，現今韓國人多不懂漢字，所以很難看懂英漢夾雜的文字。

由，但只要每次多加一顆藥，患者就會感到忐忑不安，覺得「我的狀況更糟糕了嗎？」。不過，站在醫生立場來看，如果提高劑量，可能會被患者抱怨藥物副作用，所以很難一下子開出最高劑量，得先觀察患者狀態一段時間，才能決定是否加重劑量，或是乾脆改用別種藥。

抗不安劑不同於抗憂鬱劑，藥效產生的時間較快，有時候吃完藥一個小時內就會見效，而抗不安劑種類繁多，在此一一介紹沒有意義。每位患者的處方用藥不一樣，說明每一種抗不安劑的藥效和副作用，同樣超乎我的能力範圍之外。我吃的藥，主要是降低我的不安感及改善睡眠。效果好是好，但還是會有副作用——放空和嗜睡。所幸這並不會影響到我的日常生活。

有些抗不安劑會讓患者產生藥物依賴，因此患者開始藥物治療一陣子後，醫生會稍微減輕抗不安劑的劑量。事實上，比起用藥劑量增加，用藥劑量減少時，醫生的態度會更加「謹慎保守」。舉例來說，假如想增加用藥劑量得隔一個禮拜，那麼要想減少用藥劑量就得隔兩個禮拜以上才行，因為這樣才能減少藥物戒斷的副作用。只要是按照醫囑減量，就不會有太大的問題。

脫身之戰

「要不要把睡前的藥減半？」

在我接受治療六個禮拜後，醫生建議把我睡前吃的抗不安劑劑量減半，從一顆減成半顆。原本就只有小指指甲大小的藥要弄成一半？好像有點難。

「減半有點麻煩，不能乾脆不要吃嗎？」

「要嗎？那就試一次看看。如果實在睡不著就追加藥，不然就換其他方法。」

不過是減少了一顆小小的藥，我開心得彷彿自己參加大學入學考得到全國第一名，更不用說，我回家後像是一個被加官晉爵的人，開心地向妻子大喊：「醫生說我可以減少用藥了。」

睡前我打開了放在房裡的藥袋，上次回診時的藥還有剩：兩顆白色的藥錠、一顆細長的膠囊，還有一顆鮮橘色的藥錠。一號撤退對象就是那顆鮮橘色的藥。想到真的要減少一顆藥，莫名的遺憾和後悔襲捲而來，心想：「我幹嘛沒事說要全部減掉，就算藥再小顆，也應該想辦法弄成一半才對……」

一陣誘惑的聲音在我腦海中繼續說著：「今天先全部吃了吧，下次再減少一顆藥也沒關係，之前都是靠那顆藥才睡得這麼好，沒必要今天就減藥。」我看看右手的水杯，再看看放在左手掌心的那些藥，不知如何是好。就在這時，我聽到了太太的三段高音：「你在幹嘛？快點吃了睡覺。」我才慌慌張張拿掉鮮橘色的藥，一口氣吞掉剩下的藥。

躺在床上的我惴惴不安，總覺得好像會失眠。這一晚，我睡著的時間比平常晚了一些，而且提早一小時醒來，總覺得好像沒睡好，身體很沉重。

「我昨天好像沒睡好，醒來的時候沒有之前那種神清氣爽的感覺。」我向妻子探問。

「睡不好的人是我好不好，昨天你打呼超大聲，我還以為有坦克開過。你那只是減藥的心理作用。」

不知道是不是受到心情影響，一整天下來我覺得非常疲倦，甚至在大白天補眠一小時。夜深了，又來到抉擇的時刻，挑出「鮮橘色」藥的難度沒有昨天那麼高，但對於失眠，心中的不安感仍然存在，可能是因為這樣，所以不能神清氣爽地迎接早晨。

從第二天起，我改變了策略，決心要一次減藥成功。我鼓勵自己，醫生說過如果覺得很難，只要再增藥就行了，過段時間再減也沒關係。過了一個禮拜之後，我已經可以果斷地拿掉鮮橘色的藥，睡眠步調也恢復正常了。

第一階段的藥物脫身之戰結束，我向醫生說明了這個禮拜的情形。

「如果太累，可以再增量，沒問題的。」

「我想要再撐一個禮拜看看，如果還是覺得累，我會說的。我現在睡得著了。」

我能這麼輕鬆地減藥成功，是因為這是醫生第一次建議我減藥，我非常開心，決心憑藉我頑強的意志力一次就成功。此外，醫生說鮮橘色藥的藥物依賴性最強，以後要減量其他藥，我可以變得更輕鬆，因為我已經先擊退了「橘色戒斷」，擊退剩下的敵人，不過是易如反掌。果然一開始就和「最強大的對手」對決準沒錯。

憂鬱症「來了」

「我，憂鬱症……來了。」

不知從何時起，我和好朋友講電話的時候，會用「來了」形容憂鬱症。明明說「得了」憂鬱症就好了，我為什麼刻意說來了？仔細一想，有很多單字都和疾病相關，我從韓國國立國語院標準國語大辭典找出以下詞語的定義。

得了（걸리다）：得到了疾病。

生了（들다）：身體產生疾病或症狀。

罹患（앓다）：罹患疾病，承受病痛折磨。

來了（오다）：發生了疾病或睏意等生理現象。

經受（치르다）：承受著某件事。

用這個詞定義那個詞，用那個詞反定義這個詞，意思就是這些詞語的意思都一樣。可是，在我們造句的時候就會發現箇中差異。服侍「生」病的父母、「得了」感冒、「經受」麻疹之苦、「罹患」失智症，這些聽起來都沒問題，但沒人會說生了麻疹或是經受感冒的媽媽。最通用的果然還是「得了」，得病、得了感冒、得了麻疹、得了失智症。

得了憂鬱症、產生了憂鬱症、罹患憂鬱症，都是沒問題的說法，但我為何捨棄「得了」這種簡單明瞭的詞，選擇說憂鬱症「來了」呢？或許是因為「得了」讓我覺得自己被某種東西抓住了吧？「得了」這個詞感覺像學生翹課被教導主任逮個正著；或像我做錯事被憂鬱症「逮住」；或有個名叫憂鬱症的傢伙，故意抬腳「絆倒」我，又或是憂鬱症需要「花」很長時間的治療，所以我有意無意地避免使用這個詞[9]。

「來了」感覺比「得了」更中立，不是我做錯事，而是憂鬱症自己找上我。打個比方，幾個朋友三更半夜忽然跑到我一個人住的家，我還能怎樣？既然「來了」不速之客，我起碼得請人家吃一碗泡麵才能送客吧。憂鬱症就像這些朋友一樣賴在我的心底不走，不過，有來就有去，客人總有一天還是得走的。等客人離開我家的那一刻到來時，我要打電話告訴朋友，說：「喔，憂鬱症不久之前走了。」

9 譯註：韓文的걸리다同時有「得了」、「逮住」、「絆倒」、「花費」的意思。

無言的安慰

「追加兩份五花肉！」

我們兩個人已經吃了四人份的肉，吃不過癮再加點。粉紅色光澤的肉在鐵板上滋滋作響，慢慢熟成巧克力色。我和後輩已經專心吃肉吃了兩個小時，後輩連憂鬱症的「憂」字都沒提起，也沒有安慰過我，只是說了很多自己的事。這反而讓我在意起來。

時鐘指針指向十二點，我們準備結帳買單，在我朝櫃檯員工遞出信用卡的那一瞬間，後輩大手一揮，制止了我。

「大哥，我來付錢。」

這傢伙以前一杯咖啡都沒請過我，突然轉性了。搭上計程車時，他不經意說了一句話：

「大哥，雖然大家沒說，可是都很擔心你。我先走了！」

我看著後輩倉促離開的背影，忽然有一滴水珠落在臉頰上，「這小子，感動了人就跑。」真正安慰人的不是話語，光從表情和眼神，我就能知道那個人是不是真心擔心我。他人「無言的安慰」給了我莫大的力量。某一天上班，我看到辦公桌上放了一包巧克力餅乾，還以為有人放錯，仔細一看，上面貼了寫有我的名字的便利貼。我無從得知是誰送的餅乾；另一天，我聽說有我的快遞而去收件，等待我的是一本「撫慰心靈」的書，我一樣無從得知是誰送的書。每到這種時候，我就會覺得自己沒有白來這世界一遭，內心深處升起了一股暖流。

安慰不分地點。我去洗手間的時候，一位許久不見的後輩站在我旁邊。這種情境打招呼實在有點尷尬，我們兩人直直盯著洗手間的牆壁，專注於當下的任務。上完小號之後，我們才又在洗手檯碰面，互相以眼神問候，沒想到後輩搶先替我抽了擦手的衛生紙。

「前輩，加油！」

Chapter 3

敏感的雷達

把此時此刻陷入思考的自己召喚回到現實世界。

敏感的雷達

「他能背下外頭六臺車的車牌號碼，知道坐在櫃檯的男人體重是九十七點五公斤，還知道餐廳女員工是左撇子。」

電影《神鬼認證》（*The Bourne Identity*）的主角傑森・包恩（Jason Bourne）非常敏銳，每次去到新地方或是遇到陌生人，他都能一眼掌握所有資訊，宛如擁有高性能觸角的昆蟲般，全神留意四周的動靜。

我的敏銳度雖不及傑森・包恩，但也不差。我進入一家餐廳十分鐘就能大致掌握周遭人物的狀況。尷尬的表情、不自在的手勢，加上從對話中聽到的幾個詞彙，我大概可以知道坐在窗邊的那對男女正在相親。至於坐在燈光昏暗處的那對男女——穿著幾百萬韓元的西裝，梳著油頭的五十多歲男人，和看起來比男人小十歲，穿著運動服的女人，我懷疑這是外遇，她是不是告訴丈夫到家附近散步，趁機溜出來見男人呢？「我可以再聯絡妳吧？」男人起身時最後一句話印證了我的推測。我一點都不想注意這些事，只想專心品味美食，終究事與願違。我身上彷彿安裝了數十個能感知到數千公里之外的導彈的「雷達」，使我在不知不覺間受到各種頻率干擾。

我的雷達在公司也會運作，坐在我隔壁的前輩換了頭髮分線，後輩的粉紅色眼影顏色變深了，另一位後輩稍微修了髮尾，我都能發現。每次我告訴當事人的時候，大多數的人都會很驚訝，我為什麼能發現他們家人都沒發現的事？

「我也不是故意想注意的，就是注意到了，我也沒辦法。」

我的雷達不僅止於感知他人的外貌變化，還能判讀說話語氣、表情和眼神等等非言語表現。「那個人看我不順眼，一直用很沒禮貌的語氣跟我說話。」

不過這個雷達有一個很大的缺點，就是對於負面情緒或反應更加敏感。我的雷達總是能探測出人們習慣性隱藏的負面情緒。

治療期間，我意識到這個雷達應該就是憂鬱症的成因之一，敏感的雷達造成我對周遭的人使用讀心術。我看一些憂鬱症治療相關書籍時，時常看到當中提到一個法則——「不要使用讀心術！」如字面意思，讀心術就是通過對方的肢體動作或臉部表情，讀出對方內心的技術。

其實，在職場打滾，讀心術必不可少，因為要讀懂他人的反應，我才能決定該如何反應。撇開「人類是社會性動物」這種陳腔濫調不談，人類的生活就是建立在相互配合的基礎上，想好好融入他人生活是人類基本心理。讀心術能幫助人們找出對自己有敵意的對象，預先展開防禦戰，可以說是良好社會生活的必備武器。

問題在於，讀心術有時會出錯。我獨自揣測對方的諸多想法，事實證明全都猜錯了。其實很多時候我們自己都不知道自己怎麼想，又何必管別人怎麼想。讀心術作戰一旦失敗，會招致嚴重的後遺症。

動用讀心術的人要全盤考慮對方的想法，制定好策略，如此一來，腦中會不斷演練事先設想的劇本。人類大腦擅於模擬各種情境，卻難以區分出現實和假想。比方說，我本來只是想著對方瞧不起我，大腦卻像真的聽到了對方的無禮言詞，造成我的壓力；想像上司一定在我背後「碎唸」我的錯誤，我的生理和心理都會認為那個假想情境是真實發生過的。從結果來看，擁有敏感雷達的人，大腦中產生的模擬情境比別人多，大腦承受的壓力也會比別人大。擁有性能過佳的身體雷達也是一個麻煩。

思想、想法

想法是刻意產生的，還是自然浮現的？我們來造句看看。

例句一：我產生回家的想法。

例句二：回家的想法油然而生。

例句一的主詞是「我」，也就是我產生了想法，不過例句二的主詞是「想法」。現在又不是韓文文法時間，為什麼我要突然聊起句子主詞？先看下去吧。想法是憂鬱症相關書籍會提到的高頻率單字。在想法是「刻意產生的」或「自然浮現的」的問題上，每個人各有主張。我「產生」了兩種意見都沒錯的想法，或是說兩種意見都對的想法「浮現」在我腦中。有時候是我主動去思考，有時候想法是自然浮現的，無關我的意志。

關於「想法」，我之所以想讓大家試著「刻意產生」想法，是因為學習思考對憂鬱症治療來說非常重要。我們往往相信是事件誘發了我們的想法，舉例來說，平常折磨我的公司主管打電話來，我瞬間覺得煩躁，然後我接了電話，主管說工作很多，所以要我這個週末到公司加班，掛了電話之後，我更暴躁了。我們試著用簡單圖表描述以上的情緒變化。

1.主管打了電話↓2.我感到煩躁↓3.接起電話↓4.主管叫我週末上班↓5.我更加煩躁。

以前（雖然現在也好不到哪裡去）只要主管一打來，我就會先煩躁。我覺得主管打電話就是一件讓人煩躁的事，但我忘了一件事——對於主管打電話的事件，是我個人的「想法」或是「解讀」。

手機上出現主管號碼的瞬間，我的腦中會先閃過幾個念頭：「這個老傢伙，為什麼打來？又要像上次一樣叫我做一些莫名其妙的事了吧？今天是星期五，該不會要我週末加班？還是要我快點預約今天公司聚餐的地點？」雖然只有一瞬間，但無數的想法浮現在我腦中，這些想法都會召喚名為煩躁的情緒。

工作太多要我週末加班，所以加倍煩躁也是同樣的道理。主管只是說週末要上班，我因為浮現「這週末有家庭旅遊」的想法，引起負面情緒。換言之，我們不是單純看待週末加班這個事件，而是附加了個人想法及解讀，進而對該事件形成特定情緒。

其他人又是如何看待相同的事件呢？比方說，有個員工希望獨享主管的關愛，那麼當他接到內容相同的電話，他的解讀和前面的解讀會有何不同？大概會是這樣的吧。

1.主管打了電話↓2.心情莫名變好↓3.接起電話↓4.主管叫我週末上班↓5.心情變得更好。

這位員工對主管的電話大概會是這樣想，或說會這樣解讀。「啊，每次人事評價都給我最高等級的部長打來了。是不是要帶我去參加重要會議，像上次一樣？今天是週五，是不是週末安排了會議？」他會想起平常和上司有關的正面經驗，所以心情會變好。

工作太多要我週末加班，所以心情變得更好也是同樣的道理。主管只是說要週末上班，這位員工因為浮現「我這週末排了家庭旅遊，不過沒關係，工作變多表示公司生意很好，而且週末上班可以多賺錢，還能拿到更好的人事評價分數。家庭旅遊改到下次就好了，又沒什麼。」的想法，引起正面情緒。

總結而言，同樣的主管打電話事件，上述兩個人之所以會有不同反應，是因為用了不同的思想或解讀方式。不過由於「想法」稍縱即逝，所以平常我們不會「覺得」自己在「產生」想法或是「浮現」了想法。我們會習慣用平常累積的情緒去面對特定事件。問題是，我們很難控制得住情緒，因此專家很喜歡注意人對於特定事件的想法或解讀，會要人去想一想特定事件。為此，我們都得先了解自己面對特定事件時會產生何種想法，或者是腦海裡浮現了何種想法。

敏感的雷達 2

以領略思想的層面來說，我的敏感雷達是絕佳武器。前面也提過，我們都是用自己的想法去解讀事件，然後情緒會隨著事件而來。情緒與自身意識無關，一旦湧上就無法控制，最後會被情緒拉著走。要是自己無法意識到自己的情緒，就無從改善它，而它最後會變成負面的情緒。我個人會活用我擁有的敏感雷達感知我的情緒。

「那個人進公司的時間比我晚很多，有事拜託我的時候卻很沒禮貌。是因為我從不同的地方進公司才瞧不起我嗎？上次他也看著我皺眉，氣呼呼地跟我頂嘴。我該怎麼辦？要挫挫他的銳氣嗎？煩死了。」

不到零點一秒的時間，三、四種「想法戰鬥機中隊」以超音速飛掠過我的大腦。過去的我若毫無防備地承受了地毯式轟炸，會直接情緒爆發，沒能發現我居然能在短時間內產生這麼多想法。

現在我把過去偵測外界的敏感雷達轉向內心，徹底掌握了我的心被攻擊的情形，算是啟動了某種空襲警報。神奇的是，只是察覺自身的情緒，原本蠶食我靈魂與情緒的事也跟著變少了。當然，我還是會因為後輩沒禮貌的態度感到煩躁，但比先前好多了。

覺察情緒，換句話來說就是「凝視」想法。所謂想法，不是衝動跳上計程車的乘客，而是一個整頓交通的警察，意思是我們不應該讓自己陷入想法牢籠，徘徊不定，要學著從交警的立場，退一步觀看全局。大家是不是覺得我說得很簡單？是不是很想問我遲鈍的人該怎麼辦？沒錯，覺察情緒確實不簡單。如果這麼簡單就能辦到，我就不用接受憂鬱症治療了，但說難也不是太難，就像騎腳踏車一樣，只是需要多練習罷了。

思考也是練習

「我們無法阻止鳥從我們頭上飛過，但我們可以阻止鳥在我們頭上築巢。」

宗教改革運動家路德如是說。想法就像鳥兒，隨時會在我們的周遭徘徊，無關我們的意志。想阻止想法出現幾乎是天方夜譚，但我們可以阻止無用的想法占據我們的腦海。怎麼做？

首先要先覺察想法。唯有在我們覺察自身想法時，才能阻止大腦想東想西。再說一次，我們要有正在產生「想法」的「想法」。大家可能會覺得這句話很像文字遊戲，我第一次看到也是這樣覺得，不過練習過後就理解了箇中要義。

我想介紹一個我親自試過，覺察想法的有效方法，那就是想像「另一個我」。這也是主治醫生告訴我的方法。請各位先找一個安靜的空間，用舒服的坐姿坐下後閉上雙眼，專注於出現在腦海中的想法。想像有另一個自己從三公尺遠的地方看著自己。「另一個自己」看著「坐著的自己」，自言自語。

「喔，原來我想起了昨天在辦公室瞪我的前輩，下個月要搬去傳貰房[10]，很擔心貸款，還有不知道憂鬱症治療到底有沒有效？」

10 譯註：韓國特有的承租制度，房客付給房東高額保證金，租約期間不用另外付房租。

也就是練習從第三者的客觀角度觀察自己的想法，利用想像另一個我的方式，可以輕易地覺察自身想法。第一次不順利是很正常的，多練習幾次就會上手。我是說真的，思考也需要練習。

一旦各位能夠開始覺察自身想法，就會發現驚人之處。各位會領悟到，原來有這麼多的想法正掠過我們大腦，且想法的浮現沒有邏輯可言，從四面八方一湧而上。在我練習覺察想法之前，完全不知道自己原來有這麼多的想法。

我們每天睜開眼就會浮現很多想法，試著寫下一個吧，我想各位會吃驚地發現，「我幹嘛想這種事？」如果能成功覺察想法，接著最重要的就是阻止它「築巢」。想阻止築巢就得回歸現實，也就是把此時此刻陷入想法的自己召喚回到現實世界。

腹式呼吸，感受現在的我

「腹式呼吸？最好會有幫助啦，不過就是個呼吸法罷了。」

醫生一再強調腹式呼吸的重要性，但我在內心反駁著。在能幫助憂鬱症治療的相關書籍裡很常提到腹式呼吸，頻率之高，好比我們小時候學跆拳道時被時時提醒使用腹式呼吸。如果因為聽得很膩就忽視腹式呼吸的效果，是會吃大虧的。前面說過，把陷入想法的自己帶回現實世界很重要，而腹式呼吸法就是實現方法之一。

腹式呼吸法很簡單。吸氣的時候把肚子吸成像是一顆充飽的氣球，吐氣的時候把肚子裡的氣全部吐出去，盡量不聳肩，這樣才能用肚子呼吸，而不是用胸腔呼吸。關鍵是要慢慢吸氣，慢慢吐氣，觀察呼吸節奏。大家可以把手放在下腹處感受到一下呼氣和吐氣，我個人覺得腹式呼吸閉眼睛做最有效。

像這樣子腹式呼吸，就會感知到現在在此處、正在呼吸的、活生生的我。請大家一邊專注在呼吸，一邊留意腹部和其他內臟器官的動靜，確認吸氣和吐氣的溫度差異，感受身體、動作和活在當下的自己，進而擺脫雜念，回到現實世界。

腹式呼吸的另一個優點，是能穩定我們的身心理。人在承受壓力的時候，心跳脈搏會加速，呼吸會變得急促。這是由於人的大腦感知到緊急狀況時，身體會為了應對而將大量的血液快速輸往心臟，導致心律失常，呼吸急促，覺得發生了不好的事情，情緒維持在不安狀態。腹式呼吸能調整呼吸，使其恢復正常，解除大腦的緊急狀態，身心理才能變得舒適。雖然我們無法直接控制心跳脈搏或血液循環，不過我們能控制呼吸。當然，我們不可能停止呼吸好幾分鐘，卻可以稍微放慢呼吸步調。

在我透過腹式呼吸回歸現實之後，我會拿出第二招——「拍拍」療法。拍拍，如字面意思，是用單手輕輕拍打胸口的方法。通過胸膛傳遞的震動使我們感知正活著的自我。拍拍療法可以在就寢之前進行，會帶來溫暖，彷彿某人正在給予自己安慰似的。

假如用了拍拍療法還無法回歸現實，我還準備了另一項秘密武器，那就是「搭乘轉播車」。颱風或其他重大災害發生時，電視臺記者會搭著轉播車前往現場，向觀眾們傳遞颱風現在位置、風力強弱、降雨量、災民人數等各種實際資訊。似乎是因為記者們會搭轉播車前往現場，所以電視臺會稱這種情況叫「搭乘轉播車」。

搭乘轉播車的關鍵就是：仿效搭乘轉播車的記者，大聲地轉播周遭的情形。啊，當然，如果是在辦公室或是人多的場所大聲轉播的話，會引人側目，請各位要小心使用。

「是的，我現在來到某一座位於首爾的公園。我們可以看到有很多家庭配合這次的休假出來郊遊。爸爸和兒子玩球，度過美好的時光。」

我變成了轉播周遭情形的記者，因為忙著傳達現在的狀況，根本無暇他顧。短短的時間也沒關係，請各位試看看使用搭乘轉播車吧，相信各位會感覺到大腦的諸多雜念消失了。

直播人生

「節目開始前一分鐘！」

攝影棚響起充滿緊張感的聲音，「播片頭和三個廣告，共一分半鐘。」所有製作組人員各就各位，專心傾聽製作人的聲音。

「倒數十秒……進片頭！」

進了新聞片頭後，播放廣告。「最後一個廣告，主播 stand by！」

攝影機捕捉坐在攝影棚的主播特寫。

「各位觀眾朋友大家好，開始播報今天的新聞。」

直播是接二連三的緊張感，只要稍一走神，馬上就會發生直播事故。直播和管絃樂隊有很多相似之處，指揮一個人做得好，不代表一定會有出色的演奏；同理，製作人一個人做得好，不代表一定能做出出色的節目。攝影指導、音效指導、技術指導、節目助理、提詞員、字幕室、輸出室、主控室、主播等，五十幾名的製作組工作人員得齊心協力才行。

不管是五分鐘的新聞或是超過八個小時的新聞特別報導，進行直播時最重要的就是直播當下。這句話聽起來理所當然，因為是「直播」，當然要專注在當下。如果一直在意前面不流暢的主持，那麼節目就會變得一團糟。在新聞節目結束之前，全體工作人員都需要投入高度專注力。節目結束後再檢討美中不足之處，下定決心，下一次節目要做得更好。

我們的人生其實也是一場直播，應當活在每一個當下的我們卻老是執著在「錄影播出」，在乎過去的失誤，被過去絆住腳步的我們，只能眼睜睜地看著時間一分一秒地過去。借用法輪禪師[11]的話，「老是看從前的影片」，就無法好好地活在現在。

有時候當我們走在路上，會一直叨唸之前犯的錯，「那時候應該要那樣做的」或是「那時候不應該那樣做的」，又或者是被對未來的不安感包圍，例如「明天公司會議要做什麼好？」、「這週末要和討人厭的員工一起工作」等等。

11 編註：Venerable Pomnyuun Sunim，韓國佛教曹溪宗的禪師。

我很容易杞人憂天，尤其會在腦海中不斷「彩排」未來有可能發生的情形。舉例來說，這個禮拜我要和公司出了名的挑剔大王一起加班，在加班表上看到那個人名字的瞬間，我腦海中的影片就會自動開始播放。

「加班的時候，我要打招呼，說好久不見嗎？跟他打招呼，他一定又會擺出招牌的嘲笑表情吧？那我應不應該假裝看不見？還是回他一個一模一樣的表情？要不要約他一起吃晚餐？還是跟他說我已經吃過了？」像這樣，我會在腦中不停地彩排各種情形，然而，實際上那一天我預想的情形並沒有發生。

有的時候確實也會發生如預想的情形，但我也不會因為彩排過就能做出合宜的反應；簡言之，彩排毫無用處。驚人的是，人類的大腦會把彩排過的假想情形判斷成「首播」，換句話說，大腦會把假想情形當成真的，使我們實際經歷假想情況造成的不自在感和內心矛盾。這種彩排是精神健康的最大敵人。

今天，「節目人生」一如既往地進行。究竟要播放「錄好的節目」，還是用「彩排」度過時間，又或者是進行「直播」，取決於我自己。

「一分鐘後直播！」

一口就好

「吱～」，彷彿在西班牙度假勝地被烈日曬過般的黑色原豆，經磨豆機之手，變身成高級的細粉。咖啡廳員工把咖啡粉放進像是湯勺的道具，發出叩叩聲，使出渾身力氣把咖啡粉拍平，扣上咖啡機。「嘶嘶～」比一般家裡的沐浴水龍頭強十倍的壓力，將近攝氏一百度的水穿過了咖啡粉的空隙。有著如沙漠被抽出的石油光澤般的濃縮咖啡和熱水混合後，放入高雅的白色茶杯，抵達了桌上。

「我……可以喝一小口嗎？一小口就好。」我看著太太的那杯咖啡，對她投以飢餓小狗的哀切眼神。「只能一小口，不能再多。」太太露出不滿的表情，把咖啡杯推向我。

我虔誠地以雙手捧起咖啡杯，放在鼻前聞香。既濃郁又帶點酸味的香氣喚醒了我的嗅覺細胞。「咕嚕」，一口咖啡入喉。時隔三個月迎來的咖啡因，令我體內細胞跳起舞來，渾身充滿電流。我在想，聖經裡吃下善惡果，眼睛變得明亮的亞當和夏娃是不是就是這種心情呢？

醫生說忍耐過頭會有壓力，偶爾喝一點咖啡也不錯。不過，我擔心喝咖啡會影響我的睡眠，索性戒了咖啡和所有含咖啡因的飲料，改喝花果茶。一開始勉強可以忍耐，三個月後，我開始迫切地思念咖啡，特別是飯後甜點時間更是如此。

我覺得這樣下去不行，於是和太太進行交涉。我拜託她，如果我能成功戒咖啡一百天，就讓我喝咖啡，多少無所謂。就像為了變成人，靠吃艾草和大蒜撐過一百天的熊女[12]，我聞著散發艾草香的花果茶，等待時間過去。我的懂事讓太太願意在第一百天解開「咖啡禁令」，條件是一個禮拜只能喝一小口咖啡。

儘管我已經能喝一小口的咖啡，不過我還是不能喝被稱為「神之雫」[13]的紅酒。燒酒太苦我不能喝，啤酒容易飽我不喝，燒酒混啤酒太快醉，我一直敬謝不敏。只有合我口味的紅酒，我才會偶爾喝上一些，但在憂鬱症治療期間，我都沒喝過紅酒。每當我吃烤肉或油膩食物的時候，就會特別想念紅酒，要是能喝一杯就好，不，一口就好。碰到這種時候，我就會取出放在碗櫥裡的葡萄酒杯，把葡萄汁倒入杯中，再舉杯輕晃，假裝自己在喝真正的紅酒，以撫慰嘴唇和心靈。

寫到關於紅酒的事，我的紅酒酒癮大發，苦於冰箱裡只有葡萄汁，我也只能凝望著碗櫥裡進入夢鄉的紅酒杯。

等待吧。治療結束的那一天，我會把你拿出來，替你倒滿真正的葡萄酒，而不是葡萄汁。

12 譯註：在檀君朝鮮神話中，傳說熊吃下大蒜和艾草，躲入洞穴忍耐一百天不見天日，便可成為人類。安心等待的熊在第二十一天就變成了女子的模樣，後人稱之為熊女。熊女是朝鮮檀君之母。

13 譯註：此處借用日本漫畫名，意思是神之水滴。

你是幾分？

「啊——！」撕心裂肺的尖銳叫聲，已經持續好幾個禮拜了。我試著做點什麼，但只要一閉上眼睛，心底的不安感就會毫無例外地叫醒我。

「完全消除不安不是我們治療的目的，我們的終極目標是讓不安感降低到足以安撫的程度。」

醫生的話反而加深了我的不安。無時無刻折磨著我，使我夜不成寢的不安，醫生居然說消除它不是治療目標……

「其實，不只是不安，憤怒、悲傷等情緒也不能完全消除。情緒本身不是問題，隨著特定情緒出現，不舒服的生理現象或不愉快的想法，才是折磨患者的主因。」

聽起來很有道理，可是我實在太心累了，希望「咕嚕」吞下藥後，就能消除我那些不舒服的情緒。

「什麼事情讓你最不安？」

「我想很多事，也擔心很多事，其中，我最不安的就是憂鬱症無法完全好起來。哪怕好起來，我也不知道我能不能回到過去的生活軌道上，還有憂鬱症會不會再復發。」

醫生強調，只要我像現在一樣接受治療，一定可以好起來。醫生建議我區分想做的事和能做的事，比如說：擔心憂鬱症能不能治癒的時間，拿來乖乖吃藥、回診，多出去散步。用數字1到10分標示出我的不安程度，並且確認我的不安程度是不是「符合」當下情形。

比方說，如果有人拿槍抵住我的頭，並且拉開了保險栓，那麼我的不安程度達到了最高值，所以要寫下數字10，這是理所當然的反應，被人拿槍抵頭卻不覺得不安才是不正常。相對地，兩小時後才想起來要吃藥，卻彷彿犯了滔天大罪般，以至於「不安程度達到10」的話，就是過度反應了。

療程初期，我只要一感覺到不安的情緒，就會很不安，不安情緒的本身就是使我不安和不舒服的原因，所以老是想消除那份不安。然而，符合當下情形的不安程度反而是支撐我們人生的可靠支柱。我們因為對未來或健康的不安，所以會進行儲蓄、買保險、運動和完成拖延的工作，只要能把不安感控制在合適的程度，不安就能成為我們的好朋友。請大家不要一味排斥不安的心理，向不安提問吧。

「你是幾分？」

適者生存，要寫才能活

上班的前一天晚上，我的心臟撲通撲通跳，彷彿有數十隻螞蟻爬過全身。因為狀況不好，所以治療初期我請了兩個月的假，身體恢復到一定程度後，我決心回公司上班，孰料，就在回歸工作崗位的前一天發生了問題。

「要不要逃跑？」

「要不要說我不舒服，下個禮拜再回去？」

想法有如無限循環的莫比烏斯帶，我覺得這樣不行，於是拿出了包包內的筆記型電腦，打下目前的情形和我腦中浮現的想法。脫韁狂奔的情緒像被韁繩套住般，逐漸變得溫馴。等到情緒的雜質慢慢沉澱，我終於找回了平常心。我稱這種方式為「寫者生存」。只有適應環境的生物才能「適者生存」，只有寫的人才能生存。這個方法相當有效，我強力推薦這個方法。

主治醫生們經常使用的認知行動治療中，會有一個叫「思考紀錄表」[14]的方法，目的是矯正患者們扭曲的想法。我不喜歡「思考」這個單字，雖然我知道這裡的思考指的是想法，我卻時不時會聯想到事故[15]，所以我改稱之「情緒日記」。

14 譯註：即認知紀錄表。
15 譯註：韓文中，思考（사고）和事故（사고）同字不同義。

我會先把覺得不舒服的情形寫在情緒日記中，其次「細分」我在那個情形中所感受到的情緒。是什麼樣的想法讓我產生那種感覺？先仔細觀察，再記錄下情緒產生的根源。接著，我會寫對立論點，以對立論點為基礎思考解決方案之後，重新評價我的情緒。我知道乍看之下有點難，各位看完下面的例子就能輕易理解。

首先，請各位像在寫日記一樣，寫下日期、時間，還有描寫讓自己感到不舒服的情形。

日期／時間：二〇一八年〇月〇日〇時

＊情形

——為了治療憂鬱症休息兩個月，隔天要回公司上班的夜晚。

——心跳加速、渾身發癢，好像哪裡起了變化。

這時候，一一寫下心裡出現的情緒，把每個情緒標示出強弱數值，最大強度是100。要盡可能具體描述情緒狀態，只寫煩躁、生氣太過籠統。

＊情緒評價

不安：50　害怕：50　憂慮：40　尷尬：40

不舒服：30　孤獨：20　不耐煩：20

我會把字典中的情緒相關單字找出來，作為寫日記的參考。我自己分類的情緒單字目錄如下：

1 感謝
5 難受
9 吃驚
13 茫然
17 不安
21 惹人憐愛
25 難過
29 苦澀
33 尷尬
37 埋怨
41 厭倦
45 疲憊

2 感動
6 不耐煩
10 鬱悶
14 滿足
18 不自在
22 傷感
26 無聊
30 變得安心
34 委屈
38 自信十足
42 煩躁
46 生氣

3 擔心
7 懷念
11 悸動
15 歉疚
19 悲慘
23 惆悵
27 失望
31 惋惜
35 孤單
39 焦躁
43 心情舒坦
47 空虛

4 感激
8 高興
12 害怕
16 被背叛
20 驕傲
24 傷心
28 害羞
32 討人厭
36 憂鬱
40 愉快
44 暖心
48 慌張

49混亂　50興奮　51幸福　52後悔

請各位先分門別類好情緒，再盡量感知、寫下自身想法。

＊想法

—好久沒去公司，好像會發生什麼大事。

—好像沒辦法像以前那樣工作，會屢屢出錯。

—擔心不知道該跟同事聊什麼。

—好像一整天都會很尷尬。

—要跟人們解釋我的情況，好麻煩，好暴躁。

—重返工作崗位，以至於壓力變大，憂鬱症變得更嚴重怎麼辦？

接下來，冷靜地分析為什麼會出現這些想法，尋找想法的根源。很多時候我們是因為有類似過往經驗，所以才會自動浮現這些想法。

＊想法根源

—我在休息的時候發生很多大事，每天都有大新聞。

—很多時候連寫一行字都不知道要寫什麼好。

—人們老是發訊息問我好不好，覺得好煩。

—在休息期間曾經巧遇同事，結果無話可說，氣氛尷尬。

—一想到回公司就變得悶悶不樂，很憂鬱。

我知道分析不容易，請加把勁吧。就快完成了。接下來有「律師遊戲」在等著。像是站在法庭的律師一樣，一一反駁對方的論點。細嚼慢嚥想法的根源，盡可能地理性思考。

＊反論

—休息期間，有很多日子安然無恙。

—雖然寫作不像以前那麼簡單，可是兩三天後就會進步了。

—發訊息問候的同事中，很多都是真心擔心我。

—見面會很尷尬的同事，本來就不熟。

—休息很久之後重返工作崗位，誰都會擔心自己不能做好。

馬上就要完成了。以反論為基礎，把自己當成「紅筆老師」，用紅筆在最初的想法下畫底線，修正那些想法後，再提出解決方法。

＊解決方法

—回公司未必會發生大事。

—一開始會很辛苦，但是隨著時間過去，工作就會順利上手。

—和擔心我的同事們共事，尷尬的氣氛會消失，我也能重新找到工作的樂趣。

—對重返工作崗位感到憂慮是人之常情，不用太擔心。

最後重新評價情緒。經過上述過程，用數字標示出情緒的變化程度。

＊重新評價情緒

不安：50↓30　害怕：50↓20　憂慮：40↓20　尷尬：40↓30

不舒服：30↓20　孤獨：20↓10　不耐煩：20↓20

神奇的是，大部分的負面情緒都會被重新評價。要注意的是，透過「矯正想法」，並不能讓那些造成不舒服的情緒完全消失，不過可以調整擔憂程度，讓被過度放大的情緒找回它應有的位置。

我剛開始寫情緒日記的時候，平均要花上將近一個小時。細分情緒和感知情緒都很不簡單，持續寫下去，會逐漸上手。就跟學開車一樣，新手駕駛開車會死死地握緊方向盤，老是搞混加速踏板和剎車踏板的位置，開了一段時間之後，變成了老手司機，開車時不只從容不迫，還能注意前後車的狀況、聽電臺節目。情緒日記寫作也是如此。一直寫下去，寫日記的時間就能縮短到二十分鐘內，而且在腦中就能完成整個流程，不用刻意拿筆出來。

我心靈的表揚貼紙

這一天，還是國小生的我女兒不吃晚餐，乖巧地坐在書桌前拿鉛筆，不知道在寫什麼，非常地專心。先前我還擔心她不愛寫字，筆跡歪歪斜斜的，很好奇是什麼讓她願意放棄她最愛的吃飯時間。

「小狗狗，妳在幹嘛？」

「看就知道啊，我在寫字。」

「為什麼寫得這麼專心？」

「老師會給字寫得漂亮的人表揚貼紙，集滿三十枚貼紙就可以拿到零食優惠券。」

「妳字寫得漂亮，爸爸可以去文具店買貼紙給妳，也可以買零食給妳。」

「那不一樣。我不是想吃零食才這樣，我想被老師誇獎。我要專心寫字，不要干擾我。」

為了區區一枚貼紙搞成這樣，我一來覺得她很可愛，二來覺得很搞笑。其實收集到足夠的貼紙，不只能有零食，還有很多豐富獎品，像是作業豁免券、清掃豁免券、學期末還會有「模範兒童獎」等等，其中，最棒的就是老師的誇獎。俗話說誇獎能讓鯨魚跳舞，誇獎不只能讓鯨魚，還能讓我家小狗狗跳起舞。

我也導入了表揚貼紙制度。我需要一些讚美自己的小藉口，比方說，字寫得漂亮。如果把標準定得太嚴格，就會害自己拿不到貼紙，所以我採用了寬鬆的標準。一天散步十五分鐘以上、按時吃維他命、進行三分鐘腹式呼吸、一週寫一次情緒日記等，一些別人聽起來會覺得很好笑的小事，但只要成功一件，我就會在日記本幫自己貼上寫著「做得好」的文具店貼紙。

自我誇獎的效果比預期來得大。為了得到一枚貼紙（而且是我自己給我自己的），我願意一早爬起來散步，進行閉目冥想，鼓起下腹部做腹式呼吸。收集到三十枚貼紙就解禁一項商品，比方說，獎勵自己去窯烤披薩美食店大吃一頓，或是去咖啡廳吃好吃的蛋糕。我還曾經纏著妻子，讓她買了一雙氣墊運動鞋作為獎品。當然，沒有表揚貼紙，我照樣能吃好吃的食物，買想買的鞋子。但一點一滴積攢下的小成功，會在不知不覺中成為又深又廣的自信之河。

我今天也不例外地一早睜開眼，做了簡單的伸展操，再盤膝而坐，緩慢地吸氣、吐氣，兩手交叉輕拍肩膀，低語：

「做得好。」

吃好、睡好、消化好

「叩叩叩叩！」菜刀落在砧板，發出輕快聲響。紅蘿蔔碰上刀刃，隨即變成牙籤粗細的蘿蔔絲散落在砧板上，油倒入了預熱好的平底鍋，接著放進蘿蔔絲，再用蒜泥、鹽巴和醬油稍微調味，我最討厭的炒蘿蔔絲完成了。

「一大早幹嘛吃紅蘿蔔？」

我像不想吃飯的孩子一樣皺眉，對太太發牢騷。

「紅蘿蔔富含 β-……β- 胡蘿蔔素？是這個名字嗎？反正就是紅蘿

蔔有營養，對憂鬱症也好，從今天起，你每天都要吃一點。不管是炒還是蒸，吃就對了，OK？」

我是挑食的人。我不吃醃蘿蔔乾，撒滿辣椒粉的醃蘿蔔塊更是連碰都不碰，我也討厭紅蘿蔔。小時候去郊遊，媽媽做要帶去郊遊的紫菜飯卷時，會用兩條小黃瓜代替醃蘿蔔，我的口味並沒有因為長大而改變。新婚時期，妻子被我的飲食習慣嚇到，老家明明是美食故鄉「南道」，吃遍了各種山珍海味的她，礙於我的「小學生口味」，我家飯桌上大多時候只會出現蛋捲、火腿和紫菜。妻子曾努力糾正我的飲食習慣，但因我的頑強抵抗，屢屢失敗。

如今局勢徹底逆轉，妻子打著有助改善憂鬱症的旗號，把冰箱塞滿了我平常不愛吃的食材。富含維他命 B 12的蛤蜊和紅蛤占據了冰箱一半以上的空間，有豐富葉酸的扁豆和蘆筍也占了不少地盤。各式各樣的維他命、蜂膠膠囊，還有我有生以來第一次聽說的螺旋藻，也被陳列在餐桌上，等待我的臨幸。

不只是飲食，妻子也開始「監視」起我的睡眠狀態。過去我覺得睏就會去睡一兩個小時的回籠覺，她把它縮短至三十分鐘以內。

「聽說吃好、睡好、消化好，才會健康。你常常跑洗手間，得更注意飲食和睡眠習慣，白天睡太久，晚上會睡不著。」

我老是想反駁太太，但馬上放棄了，因為她說得句句有理。「有健康的生理才能有健康的心理。」就算不提這句至理名言，我們都清楚身體和心靈有著密不可分的關係。不能因為是心理疾病就只在意心理狀態，也得多關心身體才行。多吃有益健康的食物、減少或戒掉菸酒、保持適中的運動量，三者得並行。身體不健康會影響到心理，反之，心理生病，身體也會到處出現問題。吃好、睡好、消化好，才能鞏固健全的身心。

另外，別忘記要多曬太陽。打從開始治療憂鬱症，我每天一定會散步三十分鐘以上，迎接「陽光先生」[16]。走累了就坐在長椅上閉目養神，像向日葵一樣，迎著陽光活動筋骨、冥想、整理思緒和腹式呼吸，進行屬於我的光合作用套餐。

寫著寫著，餓意襲來，我好像聽見了某處傳來的紅蛤湯沸騰的咕嚕咕嚕聲。

16 譯註：引用自二〇一八年韓國 tvN 電視臺電視劇劇名。

心態會改變

一題填充題。

請在括弧處填入適當的詞語。

搞笑的是，我最害怕（　）。

大家會填什麼呢？老婆？貸款到期日？蟑螂？第一次去醫院看病的時候，我填了「電話」。我幾乎每十秒鐘就會確認一次手機和訊息，看有沒有公司的來電或訊息。公司聯絡我是一個問題，公司不聯絡我也是一個問題。只要一覺得手機在震動，我就會擔心「又發生什麼事了？」，相反地，如果一直無聲無息，我又會焦慮，覺得「因為我沒能力，所以沒有事情要交代我嗎？」。

醫生為了瞭解就診患者的不安、擔憂和憂鬱程度，會先進行心理測試。心理測試題型有填充題也有選擇題。我抱著上考場的心情完成心理測試，再與醫生進行諮商。神奇的是，我不過填了區區幾張紙，醫生就能用那幾張紙得出的結果，全盤掌握我的心理狀態。

在我接受第一次心理測試過了一個月後，護士又給了我幾張紙，請我重新測試。「是因為我上次測試不合格嗎？」疑神疑鬼的我在候診間仔細閱讀心理測試問卷，是和幾個月前一樣的測試。這時候問題來了，我根本不記得上次我寫了什麼，算了啦，不記得又怎樣，心理測試又沒有正確答案，我按著當時我的實際情形填滿了問卷紙。

等我坐到診間和醫生面對面時，我才明白醫生請我重做測試，是為了確認這一個月來我的心理變化。醫生給我看了我一個月前的心理測試結果。白紙黑字，清清楚楚，都是我的筆跡，看了一個月前我寫下的答案，我大吃一驚：「我之前有過這麼愚笨的想法嗎？原來我真的都在為一些雞毛蒜皮的小事而不安啊。」心情就像看著別人的測試結果一樣。

「雖然只過了一個月，不過你的病情有明顯可見的好轉，像現在一樣持續藥物治療和『心靈學習』並行就好了。」

主治醫生誇得我輕飄飄的。他補充說，我還是有一些部分受到負面情緒主導，並叮囑我好好感知那些部分。從那之後，每隔一個月我就會觀察到自己的「心變」，感到神奇也感到驚訝。

總算來到期末考那天，我又一次碰到了這個問題。

搞笑的是，我最害怕（　）。

答案：沒有。

Chapter

4

瘋子總量不變法則

願你得以和平，
願你得以幸福。

瘋子總量不變法則

小兒子死了，而且是被打斷了每根手指的指節、嚴重毆打至死。有著完美主義的鄉下教會牧師從沒想過，那個不分晝夜，買醉賭博的小兒子，回來時已成了一具冰冷的屍體。身為牧師的他親自替小兒子主持葬禮，宣讀悼詞：「我們可以全心全意地愛我們不完全理解的人。」（"We can love completely without complete understanding."）

這是電影《大河戀》（*A River Runs Through It*）中的一個場景。一直以來，這位父親都以「聖經」及「端正的生活態度」教導兩個兒子，卻迎來了小兒子死亡的衝擊。他的大兒子是大學教授，小兒子是地方報社記者。比起工作，小兒子更喜愛炸彈酒[17]和賭博，過著放蕩人生的小兒子再次出現時已經變成了一具屍體，令他震驚得說不出話。我第一次看這部電影的時候心想，換作我是這位父親，我大概連葬禮都不會去，去了也只會破口大罵吧。然而，結婚生子後，我的想法改變了。再沒出息終究是自己的孩子，父親縱使無法理解兒子，對兒子的愛卻是不會變的，所以才會在葬禮上致上這樣的悼詞——我無法理解你，但我愛你。

踏入職場之後，會遇到非常多無法理解的人（且未來還會繼續遇到）。那些喜歡踩著同事、前後輩往上爬，捏造莫須有的罪名，誣陷他人的人；那些只要當權者更替，就會向新的當權者逢迎拍馬的牆頭草；那些做得好都是因為自己，做不好都怪別人的人。我們有時會因為這些令人疲憊的情形，選擇切斷一段關係，有時會換工作。不過，有一個比牛頓的「萬有引力法則」更強悍的傢伙正在等待著我們，那就是「瘋子總量不變法則」。好不容易離職，但瘋子的數量是恆定的，不，好像還增加了。

我們不僅搞不懂這些瘋子在想什麼，還感到十分心累。我在字典中找過理解的定義：「有所領會；了解其中道理後並接受；考慮到對方的苦衷，寬大接納。」我無法理解別人，也就是說，我無法寬大接納他人。

起先，我努力實踐電影臺詞所說，無法完全理解他們也無所謂，但要嘗試去愛他們，不過每次都失敗了。有一天，我捫心自問，我這樣做是不是想建立外在的好形象？沒錯。我內心深處渴望別人眼中的我是一個理解他人的帥氣之人。外表戴上善於理解他人、愛護他人的面具，內

17 編註：用啤酒和烈酒調製成的雞尾酒。

心卻早已腐爛不堪。

我猛然醒悟，不，是下定決心，決定放棄理解他人。很多時候我連自己都不理解，又怎麼能全然理解他人？我決定活出自我。當然，如果我能理解他人、愛他人該有多好，不過我不是他人的父母，也不是耶穌或菩薩，無法全然理解又怎樣？無法愛人又怎樣？承認我的不完美，放棄「完美的人生」也不是件壞事。今日的我，仍然夢想活在一個就算無法全然理解，也完整無缺的世界。

「不同」人自有「不同」之處

讓我們誠實一次吧。你有全然理解過他人嗎？我向那些響亮回答「有」的人送上掌聲。我尊敬你們！雖是我問的問題，但我無法自信地回答。

我一直認為理解就是打從內心的接受，而理解他人就是擁抱他人。其實，理解屬於大腦範疇，也屬於現實世界。1＋1＝2的算式，要不是對，要不就是錯，答案必是兩者之一。1＋1＝3是錯的。不管對或錯，我們理解不了這些算式，也沒有擁抱或愛它的必要。錯就是錯。

人際關係不是「理解」的世界，而是「認定」的世界，認定對方和我本就不同的事實。在認定的世界裡，人們容易把對錯邏輯套用在理解上。把對方和我的不同，誤當成是對方錯了，因此產生了問題。因此，我選擇的策略不是理解，是默默注視。不用任何形容詞、不解釋分析他人的話語和行動，就像紅色和藍色只是「不同」的顏色，沒有一個是「錯誤」的顏色，對方只是和我「不同」的人，而不是「錯了」的人。

我以前很努力去理解這些瘋子，結果因為他們和我的想法不一樣，每次都讓我很煩，控制不住自己的脾氣，大發雷霆。從我的標準來看，那些人都是無知又不正常的人，也就是錯了的人，但他們絕對不會那樣想自己。在他們耳邊一再低語「你錯了、你是壞蛋」也是沒用的，他們反而會覺得錯的人是你，會反唇相譏，要你改過。碰到這種反咬一口的態度，我有苦說不出，心中的怒火會再次被點燃，連帶心靈受創，靈魂千瘡百孔。我不想下輩子都過這種生活，所以決定靜靜旁觀。這算是一種生存策略。

靜靜旁觀他人，認可他人的不同，並不代表對他人的錯誤和犯罪行為視若無睹，得過且過，而是要遵循社會體制去解決問題。不管是按公司內部規範予以懲戒，或是向警方報案，或令他們接受法律制裁送入監獄，讓他們替自己的行為負起責任就行了。

「不同」人自有「不同」之處，貌似理所當然，要認可卻不是那麼容易。我內心一角會不斷浮現自己的標準，繼而去評價、批判和定罪他人。每到那種時候，我就得馴服內心的野馬，安撫自己。這樣做，不止是為我好，也為我內心的和平好。

不同「人」沒有「不同」之處

請大聲唸出下列句子。

1. 這是我的（내）錯。

2. 這是你的（네）錯。

用寫的就能很清楚區分是誰的錯，但用聽的會很難區分[18]，所以為了確實區分，韓國人口語上會說「這是你（니）的錯」，用「你（니）」取代「你（네）」[19]。這種口語表現是錯誤的文法，只是考慮到無法明確

區分「我」和「你」引起的誤解而採用的對策。

全世界的語言中，唯獨韓文很少有區分自己和對方的單字。我（나）和你（너）就是一個很好的例子。兩者意思完全相反，長得卻像對雙胞胎。長得像長竹竿的母音朝右（ㅏ）時，是「我」的意思；相反地，長得像長竹竿的母音朝左（ㅓ）時，是「你」的意思。失之毫釐，差之千里，我（나）和他人（남）也是同樣的道理。「我（나）」下面多一個「ㅁ」就變成了「他人（남）」的意思。

其他外語很少有類似例子。不同語言大致是這樣指稱「我」和「你」的：英文是I和You，德文是Ich和Du，法文是Je和Tu。亞洲語言

18 譯註：韓文中，「我的」和「你的」發音相同。

19 譯註：為了發音方便，會把你（ne／네）念成你（ni／니）。

也差不多，中文是我和你，日文是私（わたし）和貴方（あなた）。不只字長得不一樣，發音也完全不一樣。我知識淺薄，沒辦法研究全世界的所有語言，或許在某個地方也會有像韓文一樣，難以區分我和你的語言吧。

我之所以明確列出我和你的文法差異是有原因的。從韓文中可以幫助各位理解，雖然「你」和「我」不同，但「你」確實有某些部分和「我」相同。也就是上一篇所說的「不同」人自有「不同」之處，但實際上，不同「人」沒有不同之處。我不是在玩文字遊戲，請各位看清楚引號的位置。後句我強調的是人。雖有些許不同，但人都是一樣的，都是懷抱慾望活著的存在。人在飢餓時會想進食，睏了會想睡，想愛人，想被愛，不過人活著，很多時候會忘了這件事，習慣罵對方：「你還算不算是人，是人怎麼可以做出這種事？」我們往往把自己的慾望和需求視為理所應當，卻慣於忽略他人的慾望和需求。

我們應認可自己與他人的不同之處，也要明白人類都有著相同的慾望，懂得易地而處，不要只想著自己，也要稍微看看他人。我和他人，距離明明近到鼻尖就能碰到鼻尖，現實中卻像地球和距離地球百億光年的行星般遙遠。那就是我和你，我和他人，不是嗎？

最近我常夢到以前討厭的人。在現實生活中，如果現在遇到他們還是會感到不安。既神奇又慶幸的是，儘管只是夢中，但我對他們的怨懟似乎減輕了一些。像這樣，我懷抱著希望，期許隨時間流逝，總有一天，我和你，我和他人之間的距離能夠縮短。

不知道他們今夜會不會又出現在我夢裡？如果出現了，我要踩著樓梯稍微往下走——由我走向他人。

黑名單

我製作了一份黑名單，為了列出使我最痛苦的Top 10，我把每個人，不，是每個傢伙的名字一一寫在筆記本上（用「傢伙」（놈）代表被寫在筆記本上的只有男人）。我在他們的名字旁邊，具體寫下他們如何使我痛苦和傷心。我寫了好一陣子，不自覺停筆，在寫到No. 7的時候，我變得茫然，沒有可以寫的人了。

「咦，讓我痛苦的人只有七個嗎？」

在寫黑名單之前，我的腦海浮現幾十個人的臉，宛如證人指認前科犯般，他們的名字、囚犯號碼、涉嫌罪名，我全都一清二楚，但真的開始寫黑名單，「他好像沒有差勁到要上黑名單的地步。我是常常被他惹毛啦，不過他做的事就是小賊行徑罷了……算了，放過他。」

之所以把選拔黑名單的標準搞得比選拔世界足球盃國家代表還要嚴格，是有原因的。那就是為了原諒。我的人格修養還沒那麼好，沒自信能一次原諒太多人，所以暫時先選了七個人。在我接受憂鬱症治療的同時，產生了我自己的睡前儀式。睡前，我會兩手呈X字交叉抱胸，輕拍我的肩膀，像祈禱般，默唸在某本書中看過的冥想文。

我原諒因貪念、恐懼、憤怒，

在不知不覺中傷害我的你。

願得以和平，

願得以幸福。

默唸兩三次後，我的心就能恢復平靜，變得很好入睡。進行這個儀式的時候，我有時會流淚，有時會感到神清氣爽，就像去三溫暖，先泡熱水池再泡冷水池一樣。如果這個儀式只有這樣就好了，不過下一段內容出了問題。

我原諒因貪念、恐懼、憤怒，

在不知不覺中傷害我的你。

願你得以和平，
願你得以幸福。

——史蒂夫・弗勞爾斯《害羞中的正念之路》
（Steve Flowers, *The Mindful Path Through Shyness*）

大家看出哪裡有問題了嗎？那就是「你」這個字。我有一陣子會刻意跳過「你」，只祈求我自身的原諒，我自身的和平，和我自身的幸福。過了好幾個月，某一天我想要克服「你」的障礙，於是我小心翼翼地唸出「你」的名字，也就是我想原諒的對方的名字，做起來並不容易。每次一要唸到對方的名字，我的聲音就會像踩下緊急煞車的汽車顛簸。

我用腹式呼吸調節呼吸速度，靜下心來，重新發動我的聲音，喚出「你」的名字。

「願○○○得以和平，願○○○得以幸福。」

如果儀式就這樣順利結束就好了，可是內心獨白三不五時跑出來搗亂。

「願○○○得以幸福……（才怪，才怪，才怪）。」

果然話要聽到最後才行。「你這樣折磨我，我還要祝你幸福？免談！」希望「你」得到幸福的好心腸，和不希望「你」得到幸福的壞心腸，雙方交戰不休。老實說，我不知道我幹嘛希望對方幸福。對方折磨了我，就該付出代價，他應該要嘗一嘗被折磨的痛苦滋味才對，不是嗎？如果事情真如我所想，那麼會衍生出另一個問題，那就是我自己。

我也有傷害自己、讓自己疲憊的時候。我也曾用尖銳的話和行動，帶給他人精神打擊。因為我的恐懼、貪念和憤怒種種理由，也曾讓他人和我自己傷心。假如我無法原諒他人，希望他人幸福，同理，說不定我也無法獲得他人的原諒，無法擁有幸福生活的資格。不，說不定原諒這個詞本身就不成立。假如我們能醒悟彼此都不過是軟弱的人類，承認自己也傷害過人、正在傷害人、將會傷害人，那麼是不是原諒他人、為他人祈求幸福就能變得簡單一點呢？

來吧，重新調整好姿勢，呼喚「你」。

「願你得以和平，願你得以幸福。」

奇怪的內心獨白有再出現嗎？

求生游泳

「我真的以為只有不幸的人才會得憂鬱症，要不然就是性格有問題的人。可是你兩個都不是，所以我嚇了一大跳。為什麼你會得憂鬱症？另一方面，我又很自責，沒有多關心你一點，覺得太對不起你了。」

電話另一端傳來哽咽聲。因為治療進入尾聲，我很想知道身邊的人對我得憂鬱症的反應，所以我請十年前在職場上認識的文室長進行一次訪談。「你當記者的時候老是問我問題。在我對你憂鬱症『公開坦露』之後，你怎麼想？還有，有沒有想問我的事？先不要告訴我你的問題。」

我怕我先知道問題，會預設好答案。我想要的是臨場問答，對方「啪」一下丟出問題，然後我「啪」一下丟回我的內心話。幾天後，我和文室長碰面，進行訪談。

Q：為什麼你會覺得自己得了憂鬱症？你平常很樂觀正向，好像也不是過著不幸的人生。

A：一開始確診憂鬱症，我也很慌張。按醫生的話來說，憂鬱症患者的大腦內部缺乏「幸福賀爾蒙」。賀爾蒙失衡和賀爾蒙本身起了變化，這些是憂鬱症的病因，所以說會不會得到憂鬱症不是我自己能控制的。還有，壓力也是憂鬱症病因之一。

Q：你之前受到的沉重壓力是什麼？具體聊一下。

A：好像是我看不到我人生的希望，或是說看不到人生的突破吧，所以我覺得壓力很大。過去幾年我公司的情況很混亂，我一直感覺自己像南太平洋中一座小島的島民，不屬於任何一個國家。並不是說我一定要投靠公司內部哪一個派系，我只是靠著我的能力在公司一天撐過一天，卻同時承受兩邊的攻擊。有一陣子，公司裡有權力的派系把我視為不聽話的「奇怪資深員工」。讓我心累的事情實在太多了，我幾乎每個禮拜都會跑去喝四、五次酒，一個人喝，喝完才回家。現在回想起來，我的心應該從那時候開始就已經生病了吧。

Q：那「對立派」應該很看好你吧？

A：雖然有些對立派的人的確這樣想沒錯，不過大部分還是不把我當「自己人」。被人當成是站在自己那邊的人也不是我的本意，不過那種情況不停持續下去，我漸漸失去了歸屬感。你聽過求生游泳嗎？就是一種落水者在救援隊來之前能長時間浮在水面的游泳方法。我的身體就是這樣子。我像是個遇難的船員，為了求生存，在茫茫大海中雙腿拍打著海水苦苦支撐。

原本輕鬆的訪談逐漸變得真摯嚴肅。文室長的突擊提問成為我直視內心的契機。我因為恐懼、丟臉或痛苦而迴避的那些問題，以超越KTX[20]的速度朝我奔來。

Q：看來你對未來有很深的不安。

20 譯註：Korea Train eXpress，韓國的高速鐵路列車。

Ａ：嗯。我之前非常害怕，只靠求生游泳，到最後一定會因為太疲憊而放棄求生。不知道從什麼時候開始，我瘋狂地上網搜尋，主要會看一些移民相關網站，但是無解。我的錢沒有多到能申請投資移民，我又都這把年紀了，不可能拋下工作跑去留學。如果我單身還能想一些辦法，可是現在的我不可能把老婆、女兒都帶到國外去。真的太鬱悶了，我甚至想過去加拿大當焊接工人，可是我一輩子靠寫字吃飯，根本就不可能。

Ｑ：什麼原因讓你下定決心去精神科？

Ａ：我感覺到「情緒堤防」瞬間倒塌了。我以為我很堅強，但是某一天，不安感像是三、四十公尺高的海嘯，一點點、一點點，不知不覺地把我的情緒堤防沖刷出破洞，海水嘩啦啦地穿透堤防，漩渦席捲了我的心田。按理說，在坍塌的過程中，就應該要填土，進行補強工程才對，我錯過了那個時機。

現在回想起來，是情緒堤防的警報系統被啟動過，只不過我把它當成假警報忽視了。有時候我根本無心工作，甚至好幾個禮拜都失眠，下班後得喝三、四杯酒才能勉強入睡。我還有一個人在咖啡廳看揭露職場困境的電視劇到哭過。我每次都用「大家都是這樣子生活的」當藉口，硬是把我內心的痛苦和呼喊壓下去，最後才會一次性大爆發。

Q：你為什麼會覺得失去了歸屬感？

A：去精神科會做很多檢查。檢查結果說我的不安指數很高，歸屬感很低，我的疑心指數也很高，會懷疑別人在利用我，或是背叛我。實際上也是如此。不是有很多人會「裝熟」接近你，試探你是「哪一個陣營」的，要不就是想「拉攏」嗎？事情若不如他們所願，他們就會開始搞排擠。

我經歷過好幾次這種事，所以變得很怕和人往來。有人約吃飯，我就會豎起天線，想探查對方的真正目的。醫生的諮商讓我發現了一件特別的事——我一次都沒說過「我們公司」這種話。韓國人一般不是很愛說「我們家」、「我們媽媽」、「我們」嗎？可是我在聊公司的事時，完全沒說過「我們公司」，反倒是用第三人稱，就像在聊別人的公司一樣。

Q：很難告訴公司確診憂鬱症的事吧？似乎需要很大的勇氣。

A：沒有想像中難。自從知道生病之後，其他的事都變得微不足道。剛開始我知道自己得了憂鬱症，超級茫然。醫生嘴上說要觀察一年，不過誰都不能保證要治療一年還是十年。心理疾病又不像可預測復原天數的生理疾病，比方說，摔斷骨頭的人知道要休養幾個月，骨頭會自然地接合復原。我想過，如果治療時間變長，我就要辭職，大概是因為這樣，所以我不太在乎別的事。

從傍晚開始的訪談，不知不覺間超過了晚上十一點，到了咖啡廳關門的時間，咖啡廳員工開始發出打掃的聲響，我和文室長離開咖啡廳開車回家的路上，繼續未完的訪談。

「我現在才敢說，其實我聽你說你得了憂鬱症之後，每次看到你的來電，心裡都會撲通撲通跳，怕有什麼不好的事，可是你不聯絡我，我也會擔心。今天和你見面，我放心多了。你的聲音聽起來比以前好多了，謝謝你恢復健康時的模樣。」

文室長讓我在家附近的路邊下車後開車離去，我才遲遲地說出在車裡說不出的話：「朋友，我更謝謝你。」

目空一切

「一開始，我的腦袋變得一片空白，什麼都想不起來。我無法理解說愛我的人卻有那種極端的念頭，該說是背叛感嗎？我不知道。怎麼可以這樣子？如果愛我的話當然不能那樣做，我覺得我沒有辦法再和這個人生活下去。不過，隨著時間過去，我反而想著要怎麼救回這個人。」

最後治療前的一個禮拜，我和妻子面對而坐。在我接受治療的期間，她應該有很多想問的、想說的，但擔心影響我的狀態，所以忍了下來。現在我想聽聽她聊那些事。我以為過了近一年的時間，足以讓她平靜聊這些話題，但不知道為何，她的聲音變得哽咽。

「確定你得到憂鬱症的前兩個月最辛苦。因為生病的人很難察覺自己的狀態，所以我一直都在偷偷確認你的狀態。你應該不知道吧？我會確認你發呆的時間有沒有減少？生理上有沒有其他變化？因為一直在留意這些事，真的很耗精力，我變得很累，睡覺睡得比平常久。」

妻子的確比以前更常喊累。原本不太睡午覺的她，在我治療憂鬱症的這段時間，養成了睡一個小時午覺的習慣，但即使如此，她晚上還是比我早睡。看著妻子的模樣，我有些難過，覺得丈夫生病，她怎麼還能睡得那麼安穩。聽她這麼說，我心中的反省與悔意蜂擁而至，原來全都是因為我。

「你休息兩個月回去上班的時候，我也很不好受。雖然我相信你會好起來，可是如果你的情況又變糟怎麼辦？會不會一輩子都要被憂鬱症折磨？不安感一下子湧上心頭。」

憂鬱症患者的家人在面對憂鬱症時同樣脆弱，他們要長時間關心患者的狀態，無暇顧及自己的心情。所以我向太太提議過，要她和我一起去接受精神科治療，她擺手拒絕，說家裡有一個病人就夠了，要看病也等我好起來再去。太太說她從旁看著我的同時，回想了自己人生的變化。

「最大的變化就是變得什麼都不怕，目空一切，因為心情非常急切。該說是心靈肌肉嗎？我的心靈肌肉好像被鍛鍊得更加結實。萬一你的憂鬱症再犯，我也不會像一開始那麼驚訝。說到底，憂鬱症是心理問題，如果一心想著不能讓憂鬱症再來了，好像會更辛苦。坦然接受憂鬱症有可能會復發的事實，心情才能更平靜吧。我又不是神，怎麼可能完全阻止憂鬱症的發生。」

該去補習班接女兒下課了，我和妻子的訪談到此為止。眼眶濕潤的妻子漸漸恢復了平穩的語氣，發出如銀鈴般清脆的聲音。

「快去接女兒下課。目空一切的歐巴桑現在很睏，要休息了。」

最後的診療

我從衣櫃拿出我最寶貝的，有著近似秋日藍天的藍色條紋襯衫，還有新買的「修身」褲，配上短襪和新皮鞋。我站在鏡子前整理頭髮，擦上有美白效果的乳液作結尾。出動準備完畢，在妻子的「好好看診」歡送聲中走出家門。

今天是「咪咪醫生」的最後診療日。這一天到來了。走向醫院的步伐前所未有的輕盈，我不由自主地哼起歌來，全世界的人看起來都是如此美麗，我有股衝動，對迎面而來的陌生人高喊：「今天是我憂鬱症治療的最後一天，我的病好了。」

「今天可以結束整個治療療程了，你覺得呢？」

上次治療時，主治醫生發出突如其來的「離別通知」。自從開始接受憂鬱症治療，我就夢想著這一天的到來。不過當事情真的發生，一想到這是最後一次，一方面感到遺憾，一方面我好像還沒作好心理準備似的，所以我向醫生表達了再來一次的意願。最後的診療到來前的一個禮拜，我仔細地回想：醫生說可以結束治療，我為什麼會猶豫？

好像是因為害怕，心情該說像是離開父母的懷抱，成為自食其力的社會新鮮人嗎？近一年的看診時間，我的身心都恢復了不少，不過結束治療，意味著不再會有醫生的諮商和藥物治療。獨立使我感到不安。

我向日後不會再見面的醫生（拜託不要再因為憂鬱症見面了）提出最後的問題。

Q：治療結束的標準是什麼？

A：一般而言，大部分都是患者自己決定結束的。藥吃一吃，不舒服的感覺沒了，患者就不會再到醫院複診，等到又覺得不舒服了，才又回來醫院。憂鬱症治療不僅僅是幫助患者的生理症狀好轉，整理患者心理的部分更重要。我們這段時間就是在做這件事，幫助你能獨自處理不安或其他症狀。從統計數據來說，憂鬱症復發機率是百分之二十到三十，如果療程進入患者能獨自應對不安感的階段，那麼就能降低憂鬱症復發率，即便真的復發，患者也能比從前更快恢復。有時候會需要進一步改變患者的性格構造，治療時間自然會變得更長。

Q：出現什麼樣的症狀，代表我必須再回來呢？

A：你只要想一想第一次到醫院來的情形就可以了。長期失眠、睡到一半會醒來、心跳加速等等。通常會先發生生理症狀，進而影響心理，你會變得不停東想西想，感到不安。如果出現我說的類似症狀時，你自己要有警覺心，就算只是暫時性回診也能幫助到你。

醫生說完後，用電腦整理起表格，空氣中暫時流淌著沉默。

「以後可以不用再來了。」

真正的最後離別宣言。我想握住醫生的手，行九十度禮說「謝謝」，但診間還坐了另外兩位患者。其中一位患者是初診，正在低頭寫著密密麻麻的檢查表格。我彷彿看到過去自己的模樣。護士向被其他患者分散注意力的我拋出了問題：

「下次想預約什麼時間？」

「不用了，今天是最後一次。」

「天啊，太恭喜您了。」

我接受了「海狗式鼓掌」，想對護士說幾句帥氣的話，最後還是只留下一句「這段時間謝謝您」。最普通卻也最真心的一句話。

走出醫院大門的瞬間，醫院的電話響起，好像是想初次求診的人諮詢的電話，護士忙著回應電話那頭的一連串問題而冒著冷汗。

「精神科病歷涉及敏感個資，沒有患者本人同意，其他人不能看。請不用擔心。需要多少錢嗎？分成一般患者和健保患者。您問一般患者是什麼？啊，一般患者就是……」

作者的話

「我……正在吃憂鬱症的藥。」

我一句話就把熱鬧的飯局凍結了。問我為什麼不喝酒的那個人大吃一驚，因問了不該問的問題而滿臉後悔和困惑。問題就此打住。大家不約而同地聊起房價、海外旅行，彷彿沒人聽見我剛才的回答，從憂鬱症話題中快速抽身。一陣糊塗的我快速掌握了現場氣氛，裝作若無其事地加入了大家的話題。

憂鬱症是個讓人不自在的話題，正如病名，是個憂鬱的話題。說者也好，聽者也好，雙方都很尷尬。再說，大家會覺得自己又沒得憂鬱症，那都是別人家的事。

不過，憂鬱症不再是別人家的事。以二〇一七年為基準，韓國接受憂鬱症治療的患者人數超過六十八萬人。也有人主張，把那些有所顧慮而不願就醫的人一起算進去，將近兩百萬人。全世界都已經把憂鬱症視為嚴重的疾病，世界衛生組織的資料指出，威脅人類生命的十大疾病中，憂鬱症排名第三，預計到了二〇三〇年，將會躍居第一。當我看到憂鬱症患者人數暴增的新聞，仍然覺得那不關我的事，深深地認為「我怎麼可能會得啦？」。所以當我被診斷出憂鬱症的時候，我受到了很大的打擊，腦袋一片空白了好一陣子，「我為什麼會得到憂鬱症？」

憂鬱症患者。

從承認這五個字到願意說出口，需要花非常多的時間和非常大的勇氣。第一次碰到這種事，我相當不知所措，身旁沒有能請教的人，網上又充斥著對憂鬱症莫名不安和焦慮的文章。初期我看了很多書，覺得能對治療有幫助，但成效不彰。那些書大多是精神科醫生執筆，可是內容過度流於教科書形式，有很大的隔閡感，引不起我的共鳴。市面上很難找到憂鬱症患者自己寫的書，我想是因為社會風氣，讓大家很難大大方方承認「我得了憂鬱症」，遑論出書。

隨著治療步入尾聲，我滿腔熱忱，想告訴全世界我的心聲，下定決心寫了這本書。我曾經因為擔心想說的故事在腦海中蒸發，睡到一半猛然爬起來，大半夜敲打著電腦鍵盤。我希望寫出一些真摯又不沉重、愉快又不輕浮，被社會忽視的關於憂鬱症的故事。

最後我要向我的太太黃恩雅和女兒夏珍表達愛和謝意。

二〇一九年二月

金正源

國家圖書館出版品預行編目資料

那一天，憂鬱症找上了我：從拒絕承認到勇敢面對，一個記者戰勝憂鬱症的真實告白 / 金正源 著；黃莞婷 譯 .-- 初版 .-- 臺北市：平安文化有限公司，2021.9 面；公分 . --（平安叢書；第 0694 種）（Upward；122）
譯自：오늘 아내에게 우울증이라고 말했다

ISBN 978-986-5596-38-5（平裝）

1. 憂鬱症 2. 通俗作品

415.985 110013811

平安叢書第 0694 種
Upward 122

那一天，憂鬱症找上了我

從拒絕承認到勇敢面對，一個記者戰勝憂鬱症的真實告白

오늘 아내에게 우울증이라고 말했다
(Today, I Told My Wife about My Depression)
by Kim Cheongwon (金正源)
Copyright © 2019 by Kim Cheongwon (金正源)
All rights reserved.
First published in Korea in 2019 by Sigongsa Co., Ltd.
Complex Chinese copyright © 2021 by Ping's Publications, Ltd.
Complex Chinese translation rights arranged with Sigongsa Co., Ltd. through Eric Yang Agency

作　　者—金正源（김정원）
譯　　者—黃莞婷
發 行 人—平雲
出版發行—平安文化有限公司
臺北市敦化北路 120 巷 50 號
電話◎ 02-27168888
郵撥帳號◎ 18420815 號
皇冠出版社（香港）有限公司
香港銅鑼灣道 180 號百樂商業中心
19 字樓 1903 室
電話◎ 2529-1778　傳真◎ 2527-0904
總 編 輯—龔橞甄
責任編輯—林易萱
內頁設計—李偉涵
著作完成日期— 2019 年
初版一刷日期— 2021 年 9 月

法律顧問—王惠光律師
有著作權 · 翻印必究
如有破損或裝訂錯誤，請寄回本社更換
讀者服務傳真專線◎ 02-27150507
電腦編號◎ 425122
ISBN ◎ 978-986-5596-38-5
Printed in Taiwan
本書定價◎新臺幣 280 元 / 港幣 93 元

• 皇冠讀樂網：www.crown.com.tw
• 皇冠Facebook：www.facebook.com/crownbook
• 皇冠Instagram：www.instagram.com/crownbook1954
• 小王子的編輯夢：crownbook.pixnet.net/blog